Malchow, Morbus Crohn

Helmut Malchow

Morbus Crohn

Ein Ratgeber für Patienten und ihre Angehörigen

unter Mitarbeit von A. Kiss, Wien

W DE G
Walter de Gruyter
Berlin · New York 1990

Prof. Dr. med. Helmut Malchow
Städtisches Krankenhaus
Zentrum für Innere Medizin
Medizinische Klinik II
Dhünnberg 60
D-5090 Leverkusen 1

Dr. A. Kiss, 1. Med. Universitätsklinik, Wien, Lazarettgasse 14, verfaßte Kapitel 11.

Das Buch enthält 19 Abbildungen.
Zeichnungen von Helmut Holtermann, Berlin.

CIP-Titelaufnahme der Deutschen Bibliothek

Malchow, Helmut:
Morbus Crohn : ein Ratgeber für Patienten und ihre Angehörigen / Helmut Malchow. Unter Mitarb. von A. Kiss. [Zeichn. von Helmut Holtermann]. – Berlin : New York : de Gruyter, 1990
ISBN 3-11-012449-1

Satz: Arthur Collignon GmbH. – Druck: Gerike GmbH, Berlin. – Bindung: Lüderitz & Bauer GmbH, Berlin.

Inhalt

1. Einleitung

Nichts ist so unauffällig wie der Beginn eines Morbus Crohn. Aber nicht viele Krankheiten beeinflussen das weitere Leben so nachhaltig wie ein Morbus Crohn.

Irgendwann wird die Diagnose gestellt und dann beginnen Sie zu fragen: „Warum bin ich betroffen?“, „Warum ist mein Kind erkrankt?“, „Wie kann ich meinem Partner helfen?“, „Wie steht es mit der Behandlung?“, „Wie kann ich mit den Nebenwirkungen der Medikamente fertig werden?“, „Muß ich meinen Beruf wechseln?“, „Soll ich, um streßfrei zu leben, die Rente beantragen?“, „Wie sind meine Lebensaussichten?“, „Kann ich Kinder bekommen?“, „Wird sich mein Kind richtig entwickeln?“, „Was darf ich essen?“, „Warum ist Rauchen schädlich?“, „Benötige ich eine Psychotherapie?“, „Wie werden andere Betroffene damit fertig?“

Solche und ähnliche Fragen möchte ich mit diesem Ratgeber für Patienten und ihre Angehörigen beantworten.

2. Definition des Morbus Crohn

– Was man unter Morbus Crohn verstehen muß

Woher der Name kommt

Morbus Crohn ist der medizinische Begriff für eine Krankheit, die auf den Magen- und Darmbereich konzentriert ist. *Morbus* stammt aus dem Lateinischen und heißt Krankheit. *Crohn* ist der Nachname eines amerikanischen Arztes – Dr. Burrill B. Crohn, der zusammen mit Ginzburg und Oppenheimer im Jahr 1932 die Krankheit beschrieb.

Wie wir wissen, ist dies zwar nicht die Erstbeschreibung – diese stammt von dem schottischen Arzt Dalzeil –, aber die Beschreibung von Crohn, Ginzburg und Oppenheimer machte die Krankheit bekannt. Die Erstbeschreibung von Dalzeil wurde hingegen erst im letzten Jahrzehnt wieder entdeckt.

Die Krankheit trägt noch mehrere andere Namen, von denen *Enteritis regionalis* (= Darmentzündung begrenzt auf einen Abschnitt) wohl der treffendste ist. Der Begriff *Ileitis terminalis* (= Entzündung des letzten Dünndarmabschnitts) hebt den Darmabschnitt, das terminale Ileum (also das letzte Stück Dünndarm) hervor, der bei Mehrzahl der Patienten betroffen ist, aber nicht immer und keinesfalls ausschließlich betroffen sein muß. *Colitis granulomatosa* (= Entzündung des Dickdarms, die mit Granulombildung einhergeht) deutet schließlich darauf hin, daß auch das Kolon (der Dickdarm) beteiligt sein kann, aber im Unterschied zur Colitis ulcerosa – einer anderen chronisch entzündlichen Darmerkrankung – mit der Bildung von Granulomen einhergeht, was ein weiteres kennzeichnendes Merkmal der Krankheit ist: die Bildung von Granulomen (mikroskopisch erkennbare kleine kugelförmige Zellformationen).

Beschreibung der Krankheit

Jeder der in dem voranstehenden Abschnitt genannten Namen charakterisiert bestimmte Wesenszüge der Krankheit, ohne ihr jedoch voll gerecht zu werden.

Der Darm entzündet sich. Warum und woher ist unbekannt. Anders als bei anderen akuten Darminfekten werden schon früh die gesamten Schichten der Darmwand in die Entzündung mit einbezogen, was zur Folge hat, daß sich die Darmwand verdickt. Das früheste Zeichen auf der inneren Darmauskleidung, der Schleimhaut, ist eine fleckenförmige Rötung, in welcher schon bald eine Aphthe erkennbar wird, vergleichbar den wunden Stellen, die gelegentlich in der Mundschleimhaut zu beobachten sind. Aus einer solchen Aphthe kann über die Erosion ein Ulkus (ein Geschwür) entstehen, zunächst ebenso rundlich, später eventuell auch mit bizarrer Begrenzung. Aphthen, Erosionen und Ulzera (die Mehrzahl von Ulkus (= Geschwür)) sind jedoch nicht einzeln, sondern kommen in einer Vielzahl nebeneinander vor, wobei die Ausdehnung sehr unterschiedlich sein kann. Gleichzeitig kommt es immer zu einer zunehmenden Dicke der Darmwand nach außen und nach innen, was den Weitertransport der Speisen im Darminnern behindern kann.

Überwiegend weiße Blutkörperchen, aber auch andere Entzündungszellen versammeln sich in der Darmwand und verursachen daher die Dickenzunahme der Darmwandung. Dieser Vorgang, der Zeichen aktiver Krankheit ist, leitet aber auch Abheilungsprozesse ein, bei denen dann Bindegewebe die entzündeten Darmbereiche ersetzt. Unter dem Bindegewebe ist ein Narbengewebe zu verstehen, das die Tendenz zum Zusammenziehen besitzt, was wiederum eine Verengung der lichten Weite des Darms nach sich zieht.

Eine gewisse Gefahr geht auch von den Schleimhautgeschwüren aus. Sie haben die Tendenz, sich in die Tiefe der Wandabschnitte vorzubohren und können dadurch die äußere Begrenzung der Darmwand erreichen, ja durchbrechen und an andere Organstrukturen Anschluß finden: Dann ist aus dem Ulkus eine Fistel entstanden.

Welcher Teil des Magen-Darm-Traktes ist betroffen?

Morbus Crohn kann in jedem Bereich des Verdauungskanals vorkommen. Die schematische Zeichnung (s. Abb. 1) zeigt die prozentuale Beteiligung der unterschiedlichen Abschnitte. Danach läßt sich ableiten, daß nahezu bei jedem Crohn-Kranken der letzte Abschnitt des Dünndarms – das terminale Ileum – befallen ist. Zwei Drittel aller Patienten haben Krankheits-Zeichen am Dickdarm. Bei jedem Fünften ist der End- oder Mastdarm betroffen. Und bei jedem Sechsten können Crohn-spezifische Veränderungen auch im oberen Gastrointestinaltrakt – also in Speiseröhre, Magen und Zwölffingerdarm – erkannt werden.

Obwohl die Krankheit sich an allen Abschnitten des Verdauungskanals manifestieren kann, ist es doch kennzeichnend für den Morbus Crohn, daß – von Ausnahmen abgesehen – die betroffenen Areale auf bestimmte

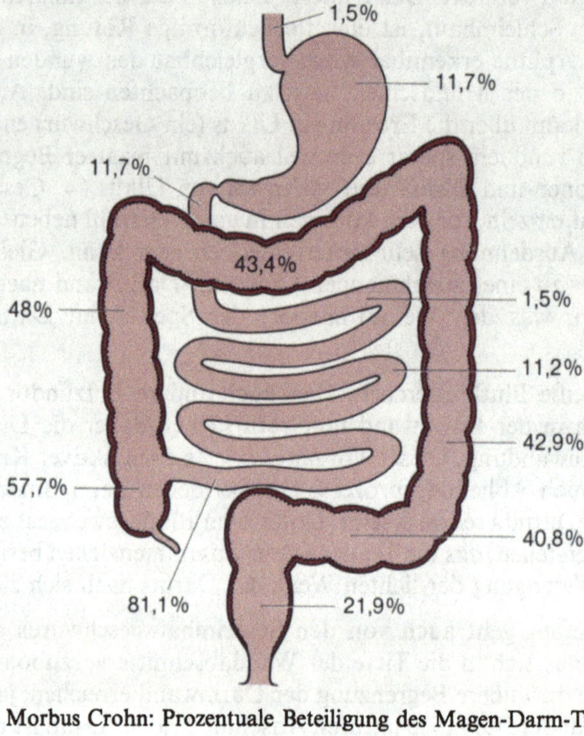

Abb. 1 Morbus Crohn: Prozentuale Beteiligung des Magen-Darm-Traktes

Darmabschnitte begrenzt sind und diese Grenzen unter Beachtung gewisser Spielregeln auch respektiert werden. Wenn einmal ein bestimmtes Befallsmuster gegeben ist, dann verändert sich daran nicht viel. Beispiele für solche Befallsmuster sind in den Abbildungen 2a–d dargestellt.

Am Beginn der Krankheit sind solche Muster häufig noch nicht einzugrenzen und die Ausdehnung scheint größer, aber auch weniger deutlich und ausgeprägt. Kontrollen nach ein bis zwei Jahren hingegen lassen jedoch eine deutliche Begrenzung erkennen. Die sog. skip lesions (s. Abb. 2d, e) sind dazu kein Widerspruch. Dieser Begriff der angloamerikanischen Medizin besagt, daß gesunde und kranke Darmabschnitte nebeneinander angetroffen werden können.

Dabei kann man sich des Eindrucks nicht erwehren, daß nachbarschaftliche Kontakte das Auftreten der skip lesions begünstigen.

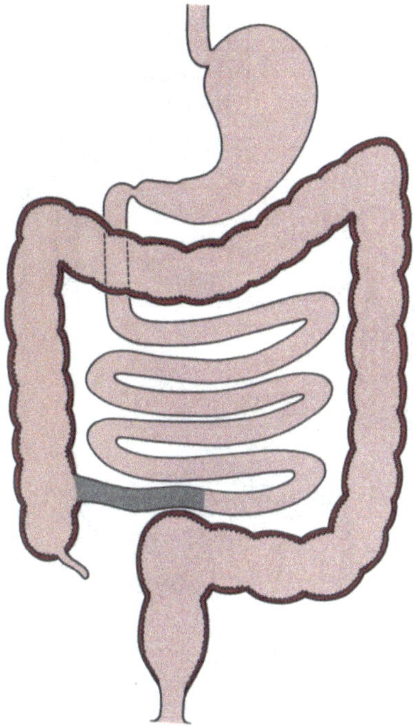

Abb. 2a Ileitis terminalis: Befall im terminalen Ileum

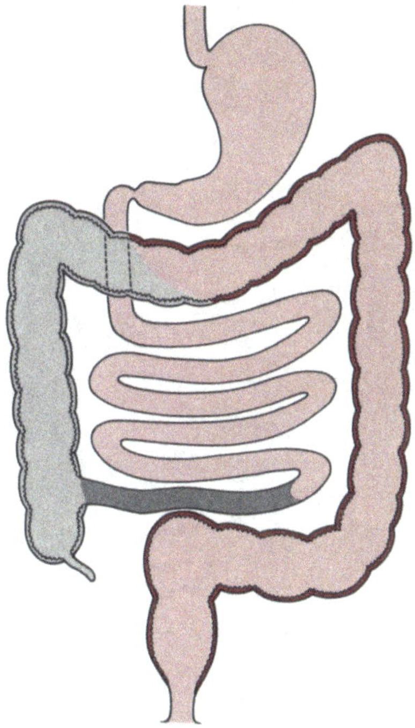

Abb. 2b Ileocolitis: Befall im terminalen Ileum und im aufsteigenden Dickdarm (Zökum, Colon ascendens und Teil des Colon transversum)

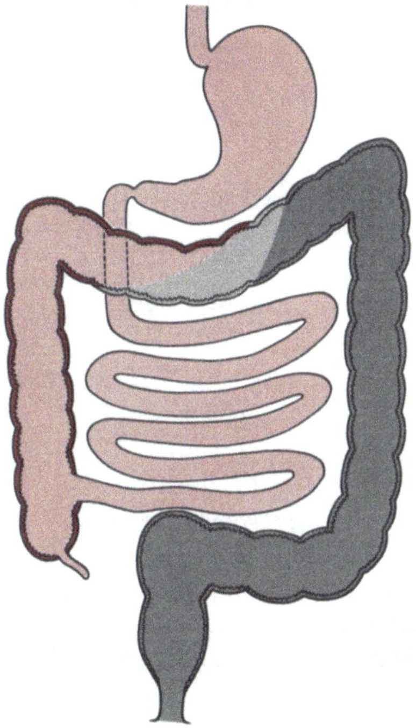

Abb. 2c Colitis granulomatosa: Befall des Kolons, wobei die Ausdehnung und der hier dargestellte Befall auch bei einer Colitis ulcerosa vorkommen könnte. Betroffen sind: Rektum, Sigma, Colon descendens und Teile des Colon transversum

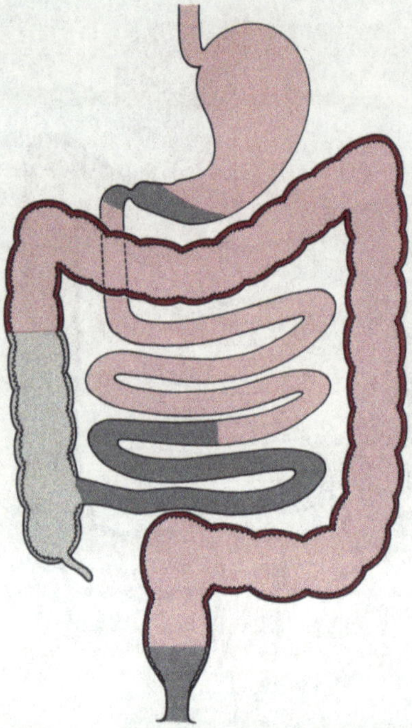

Abb. 2d Ausgedehnter Befall: Im oberen Gastrointestinaltrakt (Magenantrum und Bulbus duodeni), an der klassischen Stelle: Ileum, Zökum und Colon ascendens, sowie im Rektum. Gesunde Darmabschnitte zwischen betroffenen Stellen (skip lesions) sind geradezu charakteristisch für Morbus Crohn

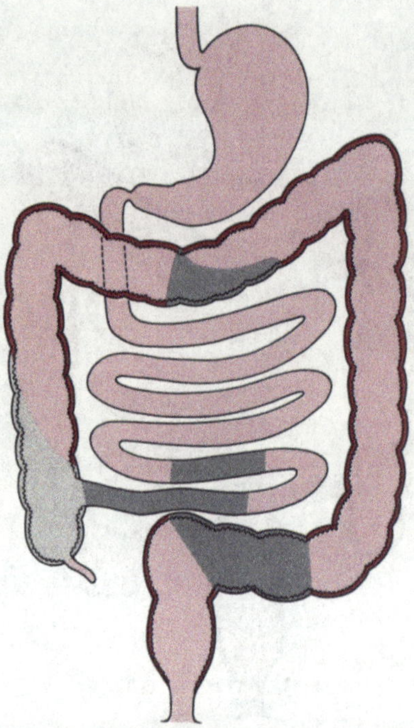

Abb. 2e Skip lesions, d. h. Nebeneinander von betroffenen und gesunden Darmabschnitten

Aktive Krankheit

Der Morbus Crohn ist eine Krankheit, die mehr oder weniger aktiv ist. Das ist nicht immer einfach zu unterscheiden. Man muß schon sehr viel über diese Krankheit wissen und sich gut beobachten können, um abwägen zu können, ob das Bauchweh Folge einer narbigen Verengung oder Ausdruck der Entzündung ist. Aufgrund einer ärztlichen Untersuchung läßt sich jedoch die Unterscheidung treffen.

Bei aktiver Krankheit ist der Darm stark entzündet: Aphthen, Erosionen, Geschwüre und reichliche Ansammlung von weißen Blutkörperchen sowie Gewebsfreßzellen in der Darmwand treten auf. In der aktiven Krankheitsphase können auch Fisteln entstehen. Bei etwa einem Drittel aller Kranken können in der akuten Krankheitsphase auch außerhalb des Magen-Darm-Traktes Störungen auftreten, die sog. extraintestinalen Komplikationen: am Auge eine Entzündung der Regenbogen- und Aderhaut; an der Haut knötchenförmige schmerzhafte Rötungen oder spontan entstehende, nicht verheilende Wunden, die eitern; am Rücken Schmerzen und Bewegungseinschränkungen.

Ruhephase

Von einer Ruhephase der Krankheit kann dann ausgegangen werden, wenn keine Krankheitszeichen bemerkbar sind und bei einer ärztlichen Untersuchung keine direkten oder indirekten Hinweise auf Entzündungen bestehen. Dies setzt jedoch auch voraus, daß nicht gerade eine hochdosierte Behandlung durchgeführt wird, denn unter intensiven Behandlungsbedingungen kann nicht von einer stabilen Krankheitssituation gesprochen werden.

In der Ruhephase ist der Morbus Crohn zwar auch nachweisbar, aber der erkrankte Schleimhautbereich ist so klein, daß die dadurch bedingte Schwächung des Körpers leicht ausgeglichen wird. Fernwirkungen der Krankheit fehlen zumeist in dieser Krankheitsphase.

Chronisch entzündliche Darmerkrankung

Der Morbus Crohn wird zu den chronisch entzündlichen Darmerkrankungen gezählt. Dies besagt, daß Morbus Crohn eine sich langsam entwickelnde Krankheit ist, die einen langwierigen Verlauf nimmt und deren Folgen am Darm während des ganzen Lebens zu erkennen sind. Diese Aussage darf jedoch nicht so verstanden werden, daß der Betroffene ein ganzes Leben leiden muß. Eine gute Führung, eine gute Behandlung sollten ein normales Leben gestatten.

Das Problem des Morbus Crohn ist, daß sein Beginn unmerklich ist und mitten im Körper stattfindet, Monate, ja jahrelang merkt der Betroffene nicht, daß er krank ist. In dieser Zeit nimmt die Ausdehnung und Intensität der Schleimhautwunden zu. Nur durch eine wirksame, antientzündliche Behandlung kann die weitere Zunahme gestoppt und die Abheilung eingeleitet werden. Unbehandelt führt die Krankheit zum Darmverschluß und zu Fisteln. Mit einer Behandlung soll hingegen erreicht werden, daß der Darmverschluß nicht unvorhergesehen auftritt, die Fistelbildung soll verhindert und die Entzündung soweit kontrolliert werden, daß ein Leben ohne nennenswerte Belästigung möglich ist, auch wenn im Magen-Darmbereich die eine oder andere Stelle Narben, verengte Stellen oder Aphthen und einige Geschwüre aufweist. Auch in der Abheilung werden immer einige kleinere Wundbereiche erkennbar sein.

3. Symptome

– *Wie sich die Krankheit bemerkbar macht*

Welche Krankheitserscheinungen auftreten und welche Auswirkungen die Darmentzündung auf den Gesamtorganismus hat, hängt einerseits von der Ausdehnung, d. h. der Größe der Wundfläche und Intensität ab, andererseits aber auch davon, wie stark die bereits eingetretenen Veränderungen am Darm sind. Wie bereits in dem voranstehenden Kapitel beschrieben, beginnt die Krankheit eher schleichend, so daß der Betroffene selbst lange Zeit – häufig Jahre – nicht so recht weiß, daß er etwas hat, daß er krank ist. Manchmal sind die Symptome so unspezifisch, daß sie nicht auf den Darm hindeuten.

Durchfall

Durchfall ist ein kennzeichnendes Symptom. Häufige Stuhlentleerungen bei Morbus Crohn können durch unterschiedliche krankmachende Prinzipien verursacht sein. Der Durchfall ist in allerseltenster Linie durch eine Fehlverwertung der Nahrung bedingt.

Durchfall kann vorkommen

- bei starker, weit ausgedehnter Entzündung,
- bei sehr ausgedehntem Dickdarmbefall,
- bei Aufnahmestörung für Gallensäuren,
- bei Stauungen und nachfolgender Verflüssigung infolge enger Stellen und
- bei Verdauungsstörungen durch eine Mitbeteiligung des oberen Dünndarms.

Erklärung, was Ärzte unter Durchfall verstehen

Gelegentlich kommt es bei der Unterhaltung zwischen Arzt und Patient zu Mißverständnissen über das, was als Durchfall bezeichnet wird. Ärzte sprechen dann von Durchfall, wenn die Stuhlmenge zu groß ist, also mehr als 300 g pro Tag ausmacht. Dabei ist es gleichgültig, ob der Stuhlgang breiig oder geformt ist. Die Stuhlgewohnheiten darmgesunder Menschen sind einer großen Schwankungsbreite unterworfen, die von 3 × täglich bis zu einmal jeden zweiten Tag reicht. Je nachdem wie viele unverdauliche Rückstände in unserer Nahrung enthalten sind, wird der Stuhlgang eine mehr feste oder mehr breiige Beschaffenheit annehmen. Krankhafter Durchfall besteht, wenn

- das Stuhlgewicht mehr als 300 g pro Tag beträgt,
- mehr als drei Entleerungen auftreten,
- nachts die Toilette zur Erledigung eines großen Geschäfts aufgesucht werden muß,
- der Stuhlgang nicht geformt, sondern breiig und wäßrig ist,
- Beimengungen wie Schleim, Eiter oder Blut bemerkbar werden.

Wenn Sie zum Arzt gehen, dann sagen Sie ihm, wieviele Stuhlentleerungen Sie innerhalb von 24 Stunden haben. Berichten Sie ihm, ob der Stuhl geformt, breiig oder wäßrig ist und ob Sie Blut, Schleim oder Eiter bemerken. Sagen Sie auch, ob Sie nachts Stuhlentleerungen haben.

Alleine durch diese Angaben kann ohne weitere eingreifende Untersuchung viel Information über den Zustand des Verdauungs-Systems gewonnen werden.

Schmerzen

Schmerzen werden nach Durchfall als zweithäufigstes Symptom angegeben. Bauchschmerzen müssen jedoch nicht vorhanden sein. Die Wahrnehmungsschwelle variiert von Mensch zu Mensch ebenso wie die Intensität, die Ausdehnung oder mögliche Engstellen durch die chronisch entzündliche Erkrankung. Daher kann der Bauchschmerz in jeder Form auftreten. Häufig wird ein Druckschmerz im rechten Unterbauch (Blinddarmgegend) angegeben. Bei Darmverengung wird der Schmerzcharakter krampfartig. Der Schmerz entsteht hierbei durch die Überdehnung des vor der engen Stelle liegenden Darmabschnitts, der sich bemüht, den Nahrungsbrei durch das verengte Darmsegment zu pressen, und der durch die erschwerte Arbeit immer wieder überdehnt wird.

Der Schmerz kann jedoch auch als stechend oder nur als Unwohlsein oder Völlegefühl empfunden werden. Indirekte Hinweise für Schmerzempfindlichkeit sind gegeben, wenn der Druck eines Gürtels, die Enge der Hose und auch seitliches Liegen oder auf dem Bauch Liegen als unangenehm empfunden und deshalb vermieden werden. Wenn so natürliche Vorgänge wie Gehen oder Laufen im Bauch Schmerzen bereiten, dann sollte schleunigst die Ursache abgeklärt werden. Wenn die Schmerzen so stark sind, daß jede Bewegung im Bauch weh tut, dann muß unverzüglich eine ärztliche Untersuchung stattfinden.

Gewichts-abnahme

Gewichtsabnahme kann, muß aber nicht unbedingt ein Merkmal des Morbus Crohn sein. Das niedrige Körpergewicht kann verschiedene Ursachen haben. Bei aktiver, ausgedehnter Krankheit, verliert der Organismus andauernd Körperflüssigkeit mit Eiweiß, roten und weißen Blutkörperchen, Blutplättchen, Elektrolyte, Mineralstoffe und Spurenelemente – häufig so viel, daß dies durch das Essen nicht ausgeglichen werden kann. Obwohl der Dünndarmanteil, der für die Resorption der Nahrung verantwortlich ist, durch den Morbus Crohn nur in Ausnahmefällen ebenfalls in Mitleidenschaft gezogen wird und von daher die eigentliche Verdauungsleistung nicht beeinträchtigt ist, können andere Mechanismen den Trend zur Gewichtsabnahme verstärken.

Je mehr der Darm entzündet ist, desto mehr ist auch die Umgebung des Darmes beteiligt, um so eher wird der Bauch empfindlich, und Essen – also der Vorgang der Nahrungsaufnahme – kann die Mißempfindungen aus dem Bauchbereich verstärken. Dies führt dazu, daß die Mahlzeiten eher zu einer Belastung und nicht mit Freude herbeigesehnt werden. Wenn enge Stellen die Darmpassage behindern, kann es – abhängig von der Nahrungszusammensetzung – zu Stauungen kommen. Obwohl die Engstellen meist relativ weit unten im Dünndarm oder gar im Dickdarm anzutreffen sind, können sich daraus Rückwirkungen für den ganzen Magen-Darmbereich ergeben. Die Stauungen im Darmbereich werden als Völlegefühl, Schmerzen, Appetitlosigkeit, aufgetriebener Leib, Rumpeln, Gurgeln und Rumoren empfunden und können in extremen Situationen auch zu Übelkeit und Erbrechen führen. Solche Passagestörungen beeinträchtigen den Appetit, das Essen und die Ausnutzung der aufgenommenen Nahrung, weil Zersetzungsprodukte störend wirken. Die Auswirkungen sind jedoch individuell ganz unterschiedlich. Gutes Körpergewicht oder sogar Übergewicht sprechen durchaus nicht gegen eine aktive Krankheit oder hochgradige Veränderungen; die Mehrzahl der Erkrankten haben hingegen Mühe, ein ordentliches Körpergewicht zu halten.

Fieber

Fieber gilt als ein Zeichen aktiver Krankheit. Dabei sollte das Thermometer bei axillarer Messung (unter der Achselhöhle) mehr als 37,5° C anzeigen. Das Fieber kann eine Folge der ausgedehnten und intensiven Entzündung sein. Üblicherweise werden abends höhere Temperaturen als morgens gemessen. Das nächtliche Schwitzen bewirkt einen Fieberabfall zum Morgen. Fieber kann auf eine Komplikation des Morbus Crohn hindeuten, den Abszeß. Abszesse im Gesäßbereich oder neben dem After bereiten auch erhebliche Schmerzen (beim Sitzen) und fallen schon dadurch auf; Abszesse im Bauchraum können eventuell stumm bleiben. Fieber ist somit ein Alarmsignal, dem rasch auf den Grund gegangen werden muß.

Abszeß

Blutarmut

Formal betrachtet, zählt die Anaemie (Blutarmut) nicht zu Krankheitszeichen wie Durchfall, Bauchschmerzen, Gewichtsabnahme oder Fieber, sondern ist zumindest eher teilweise die Erklärung für *Müdigkeit, beeinträchtigte Leistungsfähigkeit, Schlappheit, Schwäche, mangelnde Energie, Blässe, schlechtes Aussehen* und somit auch *beeinträchtigtes Allgemeinbefinden*. Blutarmut entsteht durch die chronische innere Blutung. Über die Wundflächen des Darms gehen andauernd neben Flüssigkeit, Eiweiß und Mineralien auch die zellulären Bestandteile des Blutes – rote und weiße Blutkörperchen und Blutplättchen – verloren.

Da dies andauernd passiert und so fein verteilt ist, fällt dieser innere Blutverlust beim Stuhlgang nicht auf, läßt sich aber doch häufig mit chemischen Methoden (Test auf okkultes Blut) nachweisen. Sichtbare Blutbeimenungen beim Stuhlgang treten dagegen in ihrer Häufigkeit zurück, zeigen jedoch augenblicklich den größeren Blutverlust an. Der langdauernde, fortwährende Vorgang ist das Schlimme, weil durch den Verlust an roten Blutkörperchen auch das in ihnen enthaltene Hämoglobin ausgeschieden wird. Damit verliert der Körper Eisen, welches Bestandteil des Hämoglobinmoleküls ist. Eisen ist aber ein Vorratsstoff, mit dem der Körper haus-

Eisen

hälterisch umgeht. Durch die andauernde Blut- (sprich Eisen-)verluste verarmen die Eisenspeicher im Organismus immer mehr, so daß die Beladung der neu gebildeten roten Blutkörperchen mit dem eisenhaltigen roten Blutfarbstoff immer schwerer fällt, was dann bedeutet: zu wenig Sauerstoffträger, zu kleine rote Blutkörperchen, zu wenig Hämoglobin (roter Blutfarbstoff).

Eisen wird aber auch noch bei anderen Stoffwechselprozessen benötigt. Außerdem wird es in Entzündungsgebieten gebraucht. Je mehr Entzündung bei Morbus Crohn ist, um so niedriger wird der Eisenspiegel im Blut, um so weniger Eisen kann in Hämoglobin (roter Blutfarbstoff) eingebaut werden, um so ausgeprägter wird die Anaemie (Blutarmut).

Sauerstoff benötigen alle Zellen für eine reibungslose Funktion. Der rote Blutfarbstoff transportiert den Sauerstoff zu den Zellen. Wenn das Transportsystem dieser, seiner eigentlichen Funktion nicht mehr richtig nachkommen kann, wird die Leistungsfähigkeit der Zellen beeinträchtigt, vergleichbar einem Automotor, der hochwertigen Superkraftstoff benötigt, stattdessen jedoch minderwertiges Normalbenzin bekommt. Jeder weiß, daß Spitzenleistungen mit einem solchen Kraftstoff nicht möglich sind. Vergleichbar ist die Situation bei Blutarmut: Dem Körpermotor fehlt der richtige Kraftstoff, stattdessen hat er nur minderwertigen Ersatz. Daher ist es kein Wunder, wenn Leistungsfähigkeit, Muskelkraft, die Ausdauer bei körperlicher und geistiger Beanspruchung vermindert sind. Das Schlafbedürfnis nimmt zu.

Erhöhte Blutsenkung

Eine beschleunigte Senkung der Blutkörperchen (BSG) gilt als Hinweis für eine Entzündung im Körper. Die BSG ist eine Labormethode und kein Symptom der Krankheit. Da aber häufig die Krankheitssymptome nur unspezifisch sind, daß heißt nicht sofort erkennbar die Aufmerksamkeit auf den Darm lenken, sei dieser einfache Laborwert erwähnt, der bei vielen Crohn-Kranken schon früh im Krankheitsverlauf auffällt und Anlaß sein sollte, wenn keine andere Erklärung da ist, auch im Darmbereich nach einer möglichen Ursache zu fahnden.

Fisteln

Unter einer Fistel versteht man einen neu entstandenen Verbindungsgang zwischen zwei Organen, am häufigsten vom Darm zur Hautoberfläche, nicht selten in der Nähe des Afters. Fisteln zählen zu den typischen Komplikationen eines Morbus Crohn. Eine Fistel signalisiert Aktivität der Erkrankung. Manchmal fällt zunächst die Fistel auf und erst deshalb wird dann als mögliche Ursache nach einem Morbus Crohn gesucht.

Beschwerden am After

Häufige Stuhlentleerungen oder Durchfall können Reizzustände an dem sehr empfindlichen Analorgan auslösen, die als Juckreiz, Schmerzen oder Flüssigkeitssekretion wahrgenommen werden. Nicht immer sind diese Symptome die Folgen von Haemorrhoiden gepaart mit mangelnder Reinlichkeit. Die Afterregion kann auch direkt durch den Morbus Crohn betroffen sein; dabei erstrecken sich die Geschwüre aus dem Mastdarm bis in den After oder aber die Geschwüre treten isoliert im After auf. Solche Geschwüre erscheinen überwiegend schmal und länglich, gelegentlich sind sie tief. Im medizinischen Sprachgebrauch werden sie als Fissuren bezeichnet. Die Umgebungsreaktion läßt Haemorrhoiden und Marisquen (Hautfalten, die nach Haemorrhoiden zurückbleiben können) anschwellen und deutlich hervortreten. Dadurch wird die gesamte Afterregion hoch empfindlich. Mit zunehmender Abheilung und Narbenbildung kann sich der After verengen, was die Darmentleerung beeinträchtigen kann.

Fernwirkungen der Krankheit

Obwohl – wie hier ausdrücklich nochmals betont sei – der Morbus Crohn direkt nur Organe des Verdauungskanals (Speiseröhre, Magen, Zwölffingerdarm, Dünndarm und Dickdarm) betrifft, können Fernwirkungen auftreten, die sich durch Krankheitszeichen an anderen Körperstellen zeigen. Verschiedene Stellen des Körpers können betroffen sein (vgl. Abb. 3):

Augen

Regenbogenhaut-Entzündung

Die Augen reagieren gar nicht so selten mit einer Entzündung der Bindehäute (Konjunktivitis). Eine Bindehautentzündung der Augen entsteht jedoch leicht auch durch andere Ursachen (physikalischer Reiz wie Sonne, Kälte, Luftzug, Infektion z. B. durch Viren), so daß es daher nicht immer einfach ist, die Ursache sogleich zu erkennen. Bei einigen wenigen Patienten entzünden sich jedoch auch die Regenbogenhaut sowie die Aderhaut (Iritis/Uveitis). Das wirkt sich so aus, daß das Auge rot wird und das Sehvermögen erheblich beeinträchtigt wird. Die Entzündung kann einseitig sein, aber auch beide Augen betreffen. Eine solche schwere Entzündung muß möglichst rasch durch einen Augenarzt behandelt werden. Da sie jedoch auch auf eine aktive Darmentzündung hindeutet, sollte die Behandlungsstrategie neu überdacht werden.

Haut

Knötchenförmige Rötungen

Fernwirkungen an der Haut können in Form von knötchenförmigen Rötungen (Erythema nodosum) oder durch kleine schmerzende, wunde Stellen (Pyoderma gangraenosum) auffallen. Üblicherweise treten solche Veränderungen im Bereich der Unterschenkel der Beine auf. Manchmal sind sie auch an den Unterarmen erkennbar. Die wörtliche Übersetzung von Erythema nodosum heißt „Rötung knötchenförmig“. Die roten Anschwellungen schmerzen besonders im Stehen, Gehen und Sitzen und verfärben sich dann auch ein wenig blau, weil sich Blut darin staut.

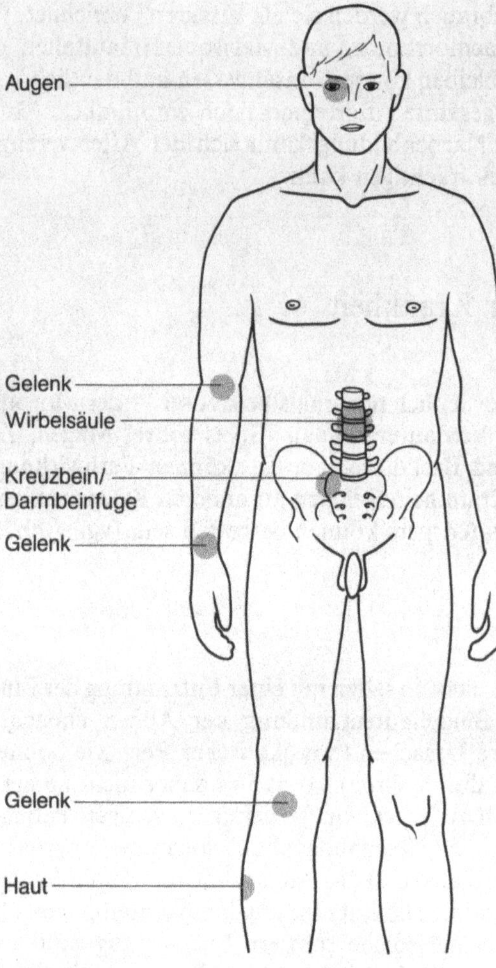

Abb. 3 Fernwirkungen des Morbus Crohn

Gelenke

Gelenk-entzündungen

Gelenkschmerzen können ebenfalls zu den Fernwirkungen der Krankheit gezählt werden. Betroffene Patienten berichten über Steifheit im Bereich der Gelenke, die besonders morgens ausgeprägt ist. Manchmal kann es auch vorkommen, daß die Gelenke anschwellen. Große und kleine Gelenke können sich entzünden. Besonders belastete Gelenke wie die Knie, Hände und Finger sind vorzugsweise erkrankt, aber auch andere Gelenke können beteiligt sein. Häufig wird über Rückenschmerzen geklagt. Auch hier sind die Gelenke entzündet und zwar an den kleinen Gelenken zwischen den einzel-

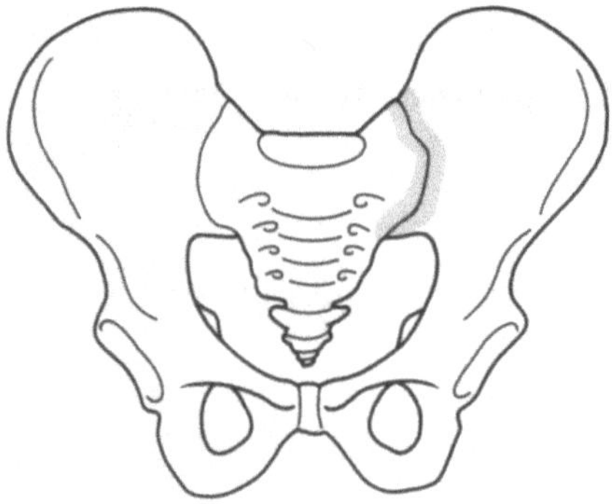

Abb. 4 Iliosacralfugen mit Entzündung

nen Wirbelkörpern, den Wirbeln und den Rippen, sowie den Fugen zwischen Kreuzbein und Darmbein (Iliosakralgelenke, os ilium = Kreuzbein und os sacrum = Darmbein, Abb. 4). Krankheitsbedingte Rückenschmerzen, die als Fernwirkungen aufzufassen sind, werden überwiegend morgens vor dem Aufstehen angegeben. Wenn Fernwirkungen der Krankheit führend werden, auch wenn der Bauch scheinbare Ruhe signalisiert, muß, wie bereits im Abschnitt über die Augen angedeutet, was jedoch für die anderen Fernwirkungen genauso zutrifft, immer an eine Aktivitätszunahme der Darmentzündung gedacht werden.

4. Diagnose

– So stellt der Arzt das Vorliegen eines Morbus Crohn fest

Um Morbus Crohn sicher diagnostizieren zu können, sind eine Reihe eingreifender Untersuchungen notwendig.

Alle Organe des Magen-Darm-Kanals müssen untersucht werden.

Zum einen, um die Diagnose zu sichern, zum anderen, um die Ausdehnung des Morbus Crohn im Magen-Darm-Trakt festzulegen. Die Art der anzuschließenden Behandlung richtet sich nämlich nicht nur nach der Diagnose selbst, sondern sie wird entscheidend auch durch die Lokalisation (= Ort und Ausdehnung) bestimmt.

Zum Magen-Darm-Kanal zählen: Speiseröhre, Magen, Zwölffingerdarm, Dünndarm, Dickdarm und Enddarm. Bei einer Erkrankung oder bei Verdacht auf eine Erkrankung des Magen-Darm-Kanals stehen dem Arzt prinzipiell zwei Untersuchungsverfahren zur Verfügung: die direkte Betrachtung der Organe von innen mit Hilfe der Endoskopie (= Betrachtung der inneren Organe) oder die Röntgenuntersuchung mit Bariumbrei. Die Vorteile und Nachteile beider Verfahren werden in den nächsten Abschnitten dieses Kapitels geschildert.

Auch wenn der Patient einige Untersuchungen im Augenblick ihrer Ausführung als schmerzhaft und unabgenehm empfindet, so steht die kurzfristige Belästigung in keinem Verhältnis zu den Unbilden, die durch eine falsche Behandlung infolge mangelhafter Diagnose entstehen können. Wenn der Patient aus Unkenntnis oder Furcht diese eingreifenden diagnostischen Maßnahmen ablehnt, so besteht die Gefahr, daß der Arzt zu wenig Informationen über die Krankheit erhält und daher nicht im Stande ist, die in dieser Situation angebrachte Behandlung einzuleiten. Das kann zur Folge haben, daß eine nicht wirklich ausreichende oder aber eine zu hoch dosierte Therapie gewählt wird. Es kann auch bedeuten, daß die Krankheit unbeobachtet in einen Zustand fortschreitet, der lebensbedrohend werden kann, wie z. B. beim toxischen Megakolon oder beim Darmverschluß.

Röntgen

Sämtliche Abschnitte des Magen-Darm-Kanals können mit Bariumbrei gefüllt und mit Röntgenstrahlen sichtbar gemacht werden. Bariumbrei in Verbindung mit Luft oder Wasser beschlägt die Innenfläche der Organe, so daß die Innenkonturen bei Durchleuchtung und Aufnahme abgelichtet werden. Krankhafte Veränderungen fallen durch Ausbuchtungen oder Einkerbungen in bestimmten Mustern auf. Bei der Durchleuchtung wird der Ablauf der Darmbewegung (= Peristaltik) beobachtet. Die Untersuchungen sind nicht schmerzhaft und nicht ernstlich belästigend. Das Kontrastmittel schmeckt annehmbar und verursacht keine Übelkeit. Jedoch steht die Belastung durch die Röntgenstrahlung einer allzu häufigen Wiederholung entgegen.

Röntgenuntersuchung des Magens

MDP (Magen-Darm-Passage)

Die Röntgenuntersuchung des Magens schließt die Untersuchung der Speiseröhre und des Zwölffingerdarms ein. Die Röntgenuntersuchung dieser drei Organe wird zumeist abgekürzt mit MDP (= Magen-Darm-Passage) bezeichnet, leider häufig ein wenig irreführend. Der Bariumbrei wird getrunken, so daß die Passage durch Speiseröhre, Magen und Zwölffingerdarm mit der Durchleuchtung beobachtet werden kann. Durch Drehen, Wenden und Umlagern werden alle Innenflächen benetzt. Durch Aufnahmen werden alle Abschnitte dokumentiert. Feinere Veränderungen werden im Doppelkontrastverfahren sichtbar gemacht. Dann wird nach der Einnahme des Bariumbreis noch ein Brausepulver getrunken, das im Magen Kohlensäure (CO_2) freisetzt. Aufnahmen im Doppelkontrastverfahren bringen auch feinste Unregelmäßigkeiten zur Darstellung.

Röntgen des Dünndarms

Konventionell

Der Dünndarm kann auf zweierlei Art geröntgt werden. Die konventionelle Methode schließt sich an die Röntgenuntersuchung des Magens an. Der untersuchende Arzt beobachtet dabei die Passage des Bariumbreies durch den Dünndarm mit gelegentlichen Durchleuchtungen. Röntgenaufnahmen dokumentieren den Befund. Die Dauer der Untersuchung richtet sich nach der Passagezeit und beträgt im Mittel zwei bis drei Stunden.

Enteroklysma

Eine Alternative zu der konventionellen Röntgenuntersuchung des Dünndarms stellt das sogenannte Enteroklysma (= Dünndarmkontrasteinlauf) dar, das von dem holländischen Arzt Sellink erfunden wurde. Hierbei wird eine Sonde (= ein dünner Schlauch) durch die Nase bis in den Dünndarm vorgeschoben (Abb. 5).

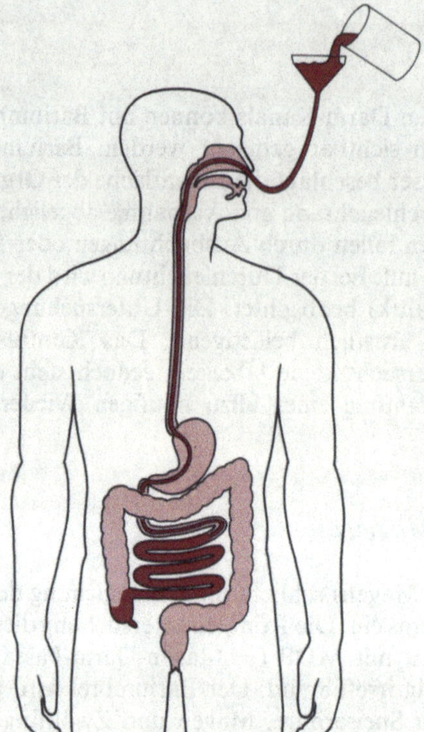

Abb. 5 Die Methode des Enteroklysma

Ein sehr wäßriger Bariumbrei gelangt durch die Sonde gleich in den Dünndarm. Die Untersuchungszeit bei dieser Methode beträgt rund 20 Minuten. Mit dem Enteroklysma können feinere Veränderungen erkannt werden als mit der konventionellen Methode. Das Schlucken einer Sonde ist zwar unangenehm, aber nicht schmerzhaft an sich. Abgesehen von der Strahlenbelastung* sind die Methoden ungefährlich. Nicht immer jedoch ist der Dünndarmkontrasteinlauf besser als die konventionelle Methode. Bei einer Erkrankung ausschließlich des letzten Dünndarmabschnitts ist das Können des untersuchenden Arztes wichtiger als die Methode – oder mit anderen Worten, die Methode, die der Arzt am besten beherrscht, ist in diesem Fall auch die beste Methode.

Strahlenbelastung

* Röntgenstrahlen „belasten" den Körper ebenso wie radioaktive Strahlen. Unter der „Belastung" versteht man, daß sich die Anzahl und Intensität der Strahlen im Körper summieren. Bei Überschreiten einer kritischen Grenze – die in der Regel auch durch häufig wiederholte Röntgenuntersuchungen nicht überschritten wird – nimmt das Risiko eines Strahlenschadens (z. B. Auftreten einer Blutkrankheit) zu.

Kolon Kontrasteinlauf

Doppelkontrastverfahren

Das Kolon, der Dickdarm, kann durch einen Einlauf mit Kontrastmittel (Bariumbrei) sichtbar gemacht werden. Zuvor muß der Darm jedoch von allen Kotresten gereinigt sein. Dies geschieht durch die vorbereitende Einnahme von stark wirkenden Abführmitteln. Um auch feine Schleimhautunregelmäßigkeiten erkennen zu können, wird nach dem Einlauf noch Luft eingeblasen. Eventuell wird ein Medikament (z. B. Buscopan®) verabreicht, welches die Eigenbewegung des Darms vorübergehend aufhebt. Das auf solche Weise verfeinerte Verfahren wird als Doppelkontrast bezeichnet. Die Beurteilung erfolgt bei der Durchleuchtung und nach dem Betrachten der bei der Untersuchung angefertigten Röntgenfilme. Zur sorgfältigen Darstellung sämtlicher Abschnitte sind permanente Positonswechsel (Stehen, Rückenlage, Bauchlage, Kopftieflage, Links- und Rechtslage) im Röntgengerät erforderlich. Jedoch verbietet auch hier die Strahlenbelastung eine beliebig häufige Wiederholung des Kontrasteinlaufes.

Endoskopie

Zu den endoskopischen Verfahren zählen die Gastroskopie, die Koloskopie, sowie Proktoskopie und Rektoskopie.

Proktoskopie und Rektoskopie

(Spiegelung des Enddarms)

After und Mastdarm (= Enddarm) werden mit einem kurzen starren Rohr inspiziert. Zur Vorbereitung wird ein kleiner Reinigungseinlauf (Klysma) verabreicht. Alle Veränderungen im Enddarm können mit dem Proktoskop (Abb. 6) und dem Rektoskop (Abb. 7) direkt betrachtet werden. Gegebenenfalls können auch Gewebsproben genommen werden, was nicht weh tut und ungefährlich ist. Durch Einführen einer Seitblickoptik ist auch der innere After einer direkten Betrachtung zugänglich.

Die Untersuchung geht rasch vonstatten. Sie ist für den Patienten harmlos, zwar unangenehm aber nicht schmerzhaft.

Koloskopie

(Betrachten des gesamten Dickdarms)

Definitionen der Koloskopie

Nach einer Vorbereitung, die der der Röntgenuntersuchung des Dickdarms gleicht, ist der gesamte Dickdarm, einschließlich des Enddarms, sowie der

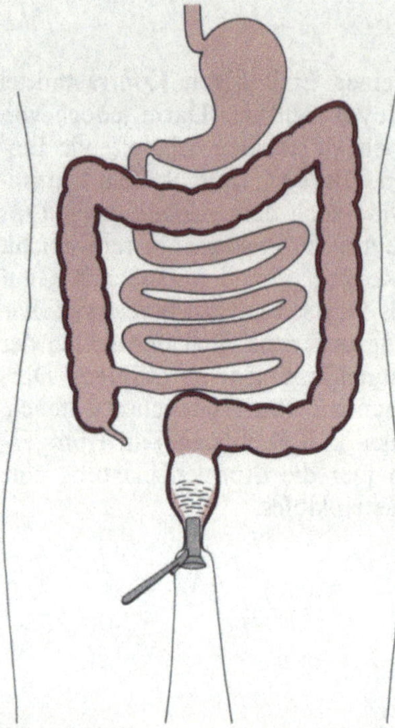

Abb. 6 Proktoskopie

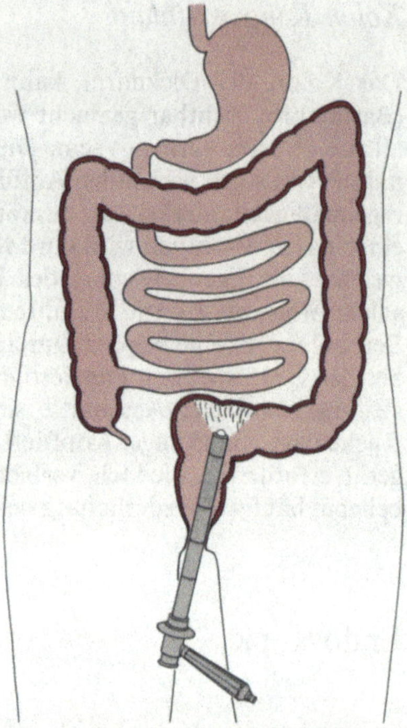

Abb. 7 Rektoskopie

unterste Teil des Dünndarms einer direkten Betrachtung zugänglich. Werden nur der Enddarm und der Krummdarm angesehen, so spricht man von einer Sigmoidoskopie (Abb. 8). Werden darüber hinaus auch höhere Abschnitte eingesehen, so spricht man von Koloskopie (Abb. 9). Wird der gesamte Dickdarm (bis zum Blinddarm) eingesehen, so bezeichnet man dies als hohe Koloskopie (Abb. 10).

Hohe Koloskopie

Wünschenswert ist jedoch auch zusätzlich die Betrachtung des terminalen Ileums (= untere Dünndarmabschnitte). Diese Technik liefert die wertvollsten Erkenntnisse über die Natur und die Ausbreitung einer Krankheit im Dickdarm und im letzten Dünndarmabschnitt. Die Koloskopie wird von manchen Patienten als unangenehm empfunden, vor allen Dingen deswegen, weil Teile des Instrumentes sich an die Darmwand anlegen. Da nur für wenige Augenblicke Röntgenstrahlen zur Lagekontrolle eingesetzt werden müssen, kann die Untersuchung beliebig oft wiederholt werden. Zudem besteht – wie bei allen endoskopischen Verfahren – die Möglichkeit, Biopsien (= kleine Gewebsproben) zu entnehmen, die anschließend histologisch (= feingeweblich) aufgearbeitet werden und somit weiter Aufschlüsse über die Krankheit geben können. Das Risiko, daß bei einer solchen,

Biopsie

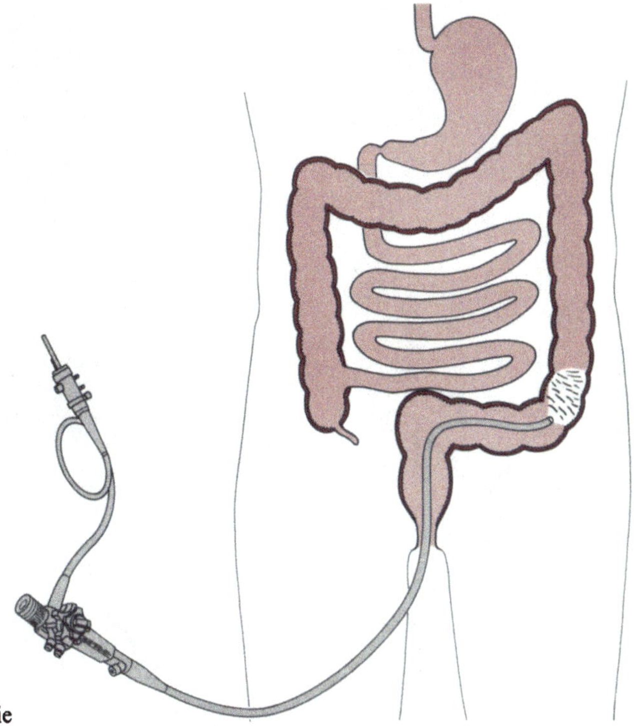

Abb. 8 Sigmoidoskopie

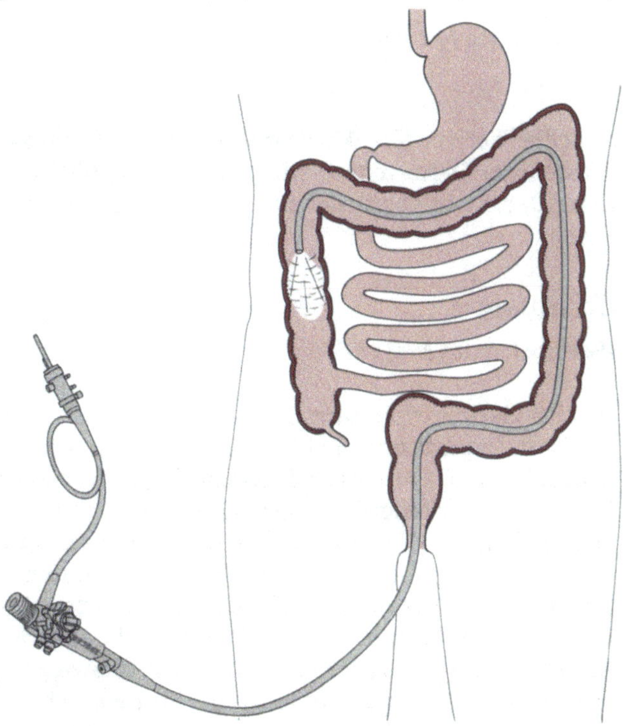

Abb. 9 Koloskopie

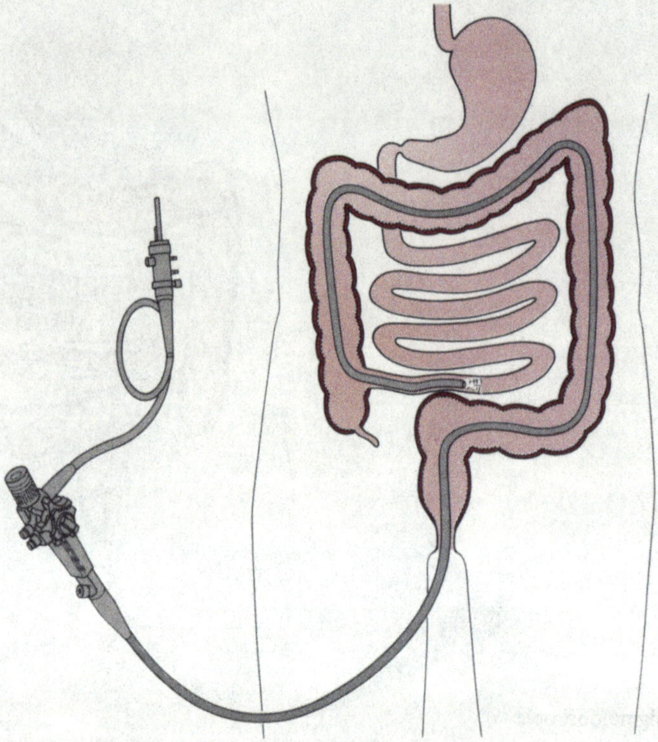

Abb. 10 Hohe oder totale Koloskopie

ausschließlich zur Krankheitserkennung oder Kontrolle durchgeführten Koloskopie der Darm verletzt wird, ist klein; bei 1000 Untersuchungen kommt es im Durchschnitt seltener als einmal zu einer Komplikation.

Gastroskopie

(Betrachten des Magens)

Bei der Gastroskopie werden Speiseröhre, Magen und die oberen Anteile des Zwölffingerdarms direkt betrachtet, daher wird die Untersuchung genauer als Ösophago-Gastro-Duodenoskopie (vereinfacht Gastroskopie oder ÖGD genannt) bezeichnet. Das Gastroskop entspricht in seinem Aufbau dem Koloskop, d. h. es handelt sich um einen etwa 6–10 mm dicken „Schlauch", durch welchen eine direkte Betrachtung entweder mittels Fiberglas oder elektronisch möglich ist. Es läßt sich nach einer leichten Betäubung des Rachens, die den Würgereiz fast aufhebt, gut in Speiseröhre, Magen und Zwölffingerdarm vorschieben. Krankhafte Veränderungen können direkt beobachtet werden; eine Probeentnahme zur feingeweblichen

Speiseröhre, Magen und Zwölffingerdarm werden direkt betrachtet

Untersuchung ist eingeschlossen. Röntgenstrahlen werden nicht benötigt. Das Risiko durch die Untersuchung ist so gering, daß eine Wiederholung jederzeit möglich ist.

Weitere Untersuchungen

Röntgen und Endoskopie zusammen mit der feingeweblichen Untersuchung der Gewebsproben sind die Säulen der Diagnostik. Sie bedürfen jedoch der Ergänzung durch Blut- und Harnanalysen. Häufiger noch als Röntgen und Endoskopie (mit Histologie) werden solche Blut- und Harnuntersuchungen auch im Verlaufe der Krankheit notwendig. Einige wichtige Basiswerte seien daher hier aufgeführt und kommentiert.

Untersuchung des Blutes

Hämoglobin: Hämoglobin ist der rote Blutfarbstoff. Der rote Blutfarbstoff transportiert den Sauerstoff zu den Zellen. Ist zu wenig Hämoglobin vorhanden, so liegt eine Anämie (Blutarmut) vor. Bei lang anhaltenden Blutungen kommt es zu einer Erniedrigung des Hämoglobins.

Normalwert: ♂ 14,5 g/dl
♀ 12,5 g/dl

Erythrozyten: Die Erythrozyten (rote Blutkörperchen) sind die Träger des Hämoglobins. Bei lang anhaltenden Blutverlusten kann das Knochenmark häufig noch eine genügend große Zahl von Erythrozyten bilden. Da die Hämoglobinsynthese jedoch nicht nachkommt, werden die neu gebildeten Erythrozyten immer kleiner.

Bei Morbus Crohn oft erniedrigt

Normalwert: ♂ 5 Millionen pro µl
♀ 4,5 Millionen pro µl

Färbeindex HbE: Der Färbeindex (HbE) drückt das Verhältnis von Hämoglobin (g/l) zu Erythrozytenzahl aus. Ein hoher Färbeindex zeigt an, daß die vorhandenen Erythrozyten mit viel Hämoglobin beladen sind. Ein niedriger Färbeindex besagt, daß die roten Blutkörperchen mit nur wenig rotem Blutfarbstoff beladen sind – und daher auch zu klein sind. Durch lang anhaltende Blutverluste erniedrigt sich der HbE-Wert.

Durch Blutverluste erniedrigt

Normalwert (HbE) 28 – 32 pg

Leukozyten: Die weißen Blutkörperchen werden im medizinischen Sprachgebrauch Leukozyten genannt. Die Leukozyten sind die „Polizei" des Kör-

Bei Entzündungen erhöht

pers. Ihre Aufgabe besteht in der Vernichtung von Eindringlingen (wie Bakterien und Viren) und in der Beseitigung abgestorbener Zellen. Ihre Zahl ist tausendfach kleiner als die der roten Blutkörperchen. Bei Infektionen und Entzündungen vermehren sich die Leukozyten. Bei aktiver Krankheit sind die Leukozyten meist erhöht.

Normalwert: 4000 – 10 000 pro µl

Bei aktiver Krankheit oft erhöht

Thrombozyten: Thrombozyten (= Blutplättchen) entstehen im Knochenmark. Ihre Gegenwart ist für eine normal funktionierende Blutgerinnung unerläßlich. Bei zu wenig Thrombozyten ist die Blutgerinnbarkeit herabgesetzt, bei zu vielen Thrombozyten wächst die Gefahr einer Thrombose (Blutgerinnung in einem Blutgefäß). Bei aktiver Krankheit sind die Thrombozyten gelegentlich erhöht.

Normalwert: 150 000 bis 300 000 pro µl

Je niedriger, desto schwerer die Erkrankung

Albumin: Das Blut enthält eine Reihe von Eiweißkörpern mit den unterschiedlichsten Funktionen. Das Albumin ist die größte Einzelfraktion. Albumin wird in der Leber gebildet. Niedrige Blut-Albumin-Werte deuten bei einer chronisch entzündlichen Darmerkrankung jedoch weniger auf eine Leberstörung als vielmehr auf die großen Verluste, die der Körper über die entzündete Darmschleimhaut erleidet. Der Albuminwert ist somit ein Maß für Grad und Ausdehnung der Entzündung.

Normalwert: 3,5 bis 5,5 g pro dl

Bei Blutungen und Entzündung sinkt der Eisenspiegel

Eisen: Eisen ist ein wichtiger Bestandteil für manche Körperenzyme. Ohne Eisen kann der Körper kein Häm synthetisieren. Aus Häm wird in Verbindung mit Eiweiß Hämoglobin, der rote Blutfarbstoff. Der Körper holt sich das notwenige Eisen aus der Nahrung. Er geht mit diesem Mineral sehr haushälterisch um. Das aus den abgestorbenen roten Blutkörperchen freiwerdende Eisen wird bis zur Wiederverwendung in den Eisenspeichern des Körpers gelagert. Verliert der Körper zu viele rote Blutkörperchen – wie bei *ausgedehnter Entzündung* – so sinkt der Eisenspiegel im Blut und der Eisenvorrat nimmt ab, unter Umständen bis die Speicher vollkommen entleert sind.

Normalwert: ♂ 80 – 140 µg/dl
♀ 60 – 120 µg/dl

Transferrin: Nach der Aufnahme von Eisen im oberen Dünndarm wird das Eisen an ein Eiweißmolekül gebunden, das das Eisen bis zum Bestimmungsort transportiert, nämlich an Transferrin. Die Höhe des Transferrins gibt darüber Auskunft, ob das durch den Dünndarm aufgenommene Eisen auch an seinen Bestimmungsort transportiert werden kann. Normalerweise steigen die Transferrinwerte nach Blutverlusten (d. h. Eisenverlusten) an. Bei einer chronisch entzündlichen Darmerkrankung geht möglicherweise jedoch auch soviel Transferrin verloren, daß das resorbierte Eisen im Körper nicht verwertet werden kann.

Normalwert: 204 – 360 mg/gl

C-reaktives Protein (CRP): Das C-reaktive Protein sei hier stellvertretend für eine ganze Reihe von Eiweißkörpern genannt, die bei akuten Entzündungen ansteigen und somit recht unspezifisch das Fehlen oder das Vorhandensein einer Entzündung anzeigen und auch noch ein wenig die Intensität der Entzündung signalisieren. Alpha-1-Antitrypsin, Orosomukoid und andere gehören in diese Reihe.

Erhöhtes CRP signalisiert Entzündung

Normalwert für CRP < 0,6 mg pro dl

BSG (Blutkörperchensenkung): Die Geschwindigkeit der Senkung der Blutkörperchen kann gemessen werden. Diese Sedimentationsgeschwindigkeit im ungerinnbar gemachten Blut ist abhängig von der Eiweißzusammensetzung des Blutes.

Im Normalfall ist die BSG langsam, bei Entzündung beschleunigt.

BSG bei aktiver Krankheit erhöht

Das Ausmaß der Beschleunigung kann als ungefähres Maß für die Intensität der Darmentzündung gewertet werden.

Normalwert: ♂ 1. Stunde 2 – 4 mm 2. Stunde 4 – 8 mm
♀ 1. Stunde 2 – 6 mm 2. Stunde 6 – 12 mm
– nach Westergren –

Harnuntersuchungen

Im frisch gelassenen Urin werden mit einem Teststreifen mehrere Untersuchungsgänge gleichzeitig vorgenommen. Getestet werden: pH, Nitrit, Glukose, Eiweiß und andere. Im Sediment werden Leukozyten, Erythrozyten, Bakterien, Zylinder und Kristalle beurteilt. Die Untersuchung des Urins ist relativ einfach, kostengünstig und dennoch sehr aussagekräftig, weil durch die Vielzahl der biochemischen Analysen und den mikroskopischen Befund bedeutende Aussagen über die Stoffwechselsituation sowie den Zustand von Nieren und Harnblase getroffen werden können.

Die Untersuchung des Urins ist wertvoll und nicht teuer

Wann stellt der Arzt nun fest, daß ein Morbus Crohn vorliegt?

Ein Morbus Crohn liegt dann vor, wenn länger als drei Monate Krankheitszeichen wie Durchfall, Bauchschmerzen, Gewichtsabnahme, Fieber oder Gelenkbeschwerden angegeben werden. Aus den Blutanalysen kommen

Chronische Krankheit

Hinweise für Blutarmut und Entzündung. Bei der Durchleuchtung und auf den röntgenologischen Aufnahmen sind entzündete, geschwürige oder verengte Darmpartien zu erkennen. Das terminale Ileum ist bei vier von fünf Patienten mit betroffen. Endoskopisch wird der Morbus Crohn durch entzündliche und geschwürige Veränderungen (Aphthen, Erosionen, Ulzera) erkannt. Nicht ungewöhnlich, häufig beweisend, wird das Nebeneinander zwischen gesunder und erkrankter Schleimhaut angesehen. Das kennzeichnende Merkmal der Gewebsproben ist die transmurale (sämtliche Darmschichten durchsetzende) Entzündung, gelegentlich mit dem Nachweis von Granulomen (knötchenförmige Zellansammlungen). Das Vorhandensein einer Fistel oder Fernwirkungen an anderen Organen stützen die Diagnose. Differentialdiagnostisch müssen insbesondere Infektionen des Magen-Darm-Traktes ausgeschlossen werden.

Beteiligung sämtlicher Darmschichten

5. Differentialdiagnose

– *Andere Erkrankungen, die zur Verwechslung mit Morbus Crohn Anlaß geben*

Solange die Ursache(n) des Morbus Crohn nicht klar erkannt ist (sind), kann die Diagnose nur auf Grund bestimmter Diagnosekriterien gestellt werden, zu denen die bereits mehrere Monate andauernden Beschwerden (Durchfall, Bauchschmerzen, Gewichtsabnahme), der Befund (tastbare Resistenz im Bauch, Fisteln, Fernwirkungen), röntgenologisch die segmentalen Wandveränderungen, insbesondere im terminalen Ileum, endoskopisch geschwürige Veränderungen neben gesunder Schleimhaut und in der feingeweblichen Untersuchung von Gewebsproben die alle Wandschichten durchsetzende Entzündung (mit Granulomen) zählen. Daher müssen eine Reihe von Krankheiten ausgeschlossen werden, die im folgenden kurz angesprochen werden.

Colitis ulcerosa

Colitis ulcerosa

Die Colitis ulcerosa weist enge verwandtschaftliche Beziehungen zum Morbus Crohn auf. Gelegentlich ist es auch schwierig, beide voneinander abzugrenzen. Wichtigste Unterscheidungsmerkmale sind: Begrenzung auf das Kolon, also ausschließlich Dickdarmbefall; kontinuierliche Ausbreitung, wobei der Enddarm regelmäßig erkrankt ist und oberflächliche Entzündung. Patienten mit Colitis ulcerosa haben in den akuten Schüben blutigen Stuhlgang, häufig verbunden mit Schmerzen bei der Darmentleerung. Die Krankheit zeigt einen unterschiedlichen Verlauf: akute Schübe und Remissionen (Phasen der Gesundheit) wechseln einander ab. Mit geeigneten Medikamenten (Salazosulfapyridin und 5-Aminosalizylsäure) gelingt es, die Remissionsphasen zu verlängern.

Infektionen

Yersinien
Campylobakter

Zahlreiche Erreger wie Bakterien, Viren oder andere Mikroorganismen sind in der Lage, vorübergehend oder auch für längere Zeit einen Krankheitszustand hervorzurufen, der als Morbus Crohn verkannt werden kann. Dies trifft besonders auf Yersinien oder Campylobakter zu. Aber auch Erkrankungen durch Salmonellen, Pilze oder Amoeben können zur Verwechslung

Anlaß geben. Wenn sich eine Infektion mit Erregern der Tuberkulose im Darm festsetzt, ist besonders häufig das terminale Ileum zusammen mit dem Zökum betroffen. Eine Unterscheidung zum Morbus Crohn ist durch den Nachweis von Tuberkelerregern im Stuhl und den Gewebeproben möglich. Während die Tuberkulose eine Krankheit mit chronischem Verlauf ist, nehmen die anderen Infektionen überlicherweise keinen monate- oder jahrelangen Verlauf. Bei allgemeiner Immunschwäche können diese Infektionen jedoch chronische Charakterzüge bekommen.

Akute Ileitis

Akute Ileitis

Wie der Name schon besagt, handelt es sich um eine akute Krankheit, die zur Entzündung des unteren Dünndarms führt. Erreger sind meist die bereits im vorigen Abschnitt genannten Yersinien (enterocolitica oder pseudotuberkulosis) oder Campylobacter jejuni. Im Unterschied zu Morbus Crohn beginnt die Krankheit akut und dauert selten länger als 3–4 Monate. Aus gutem Allgemeinbefinden treten Schmerzen im rechten Unterbauch, eventuell Fieber, gelegentlich Durchfall und Appetitstörungen auf. Die Krankheit heilt von alleine aus. Antibiotika können die Zeit des Krankseins abkürzen. Darmverschluß, Fisteln, Stenosen oder Fernwirkungen fehlen.

Appendicitis

„Blinddarm"-Entzündung

Bei der sogenannten „Blinddarmentzündung" handelt es sich genauer um die Entzündung des Wurmfortsatzes des Blinddarms (Appendicitis). Eine akute Appendicitis ist ein sich rasch entwickelndes Krankheitsbild mit Bauchschmerzen und Fieber. Durch eine Operation ist das Problem nach 10 Tagen behoben. Bei einer Mehrzahl von Operationen unter dem Verdacht auf akute oder auch chronische Appendicitis erscheint die Appendix jedoch unschuldig; weil die Operation an sich jedoch kein großer Eingriff ist, wird auch eine unauffällige Appendix entfernt. Nicht selten war es dann eine akute Ileitis oder nur ein „verklemmter Pfurz" oder auch ein Morbus Crohn.

Reisedurchfall

Akuter Durchfall

Reisen in südliche Länder bringen es gelegentlich mit sich, daß man durch den Verzehr von Salaten, Gemüsen, Obst, Speiseeis oder Trinken von verunreinigtem Wasser eine heftige Durchfallerkrankung bekommt. Die Behandlung eines solchen Zustands ist im Prinzip einfach. Reichliches Trinken von abgekochtem Wasser zusammen mit Elektrolyten und Zucker wird eine solche Reisekrankheit meist innerhalb von 3–5 Tagen ausheilen lassen. Nur selten treten blutige Stühle auf. Fieber hält nicht länger als ein bis zwei Tage an.

Irritables Kolon

Reizdarm

Das irritable Kolon (Reizdarm) ist eine funktionelle Störung des Magen-Darm-Kanals, bei der die Motorik der Därme gesteigert ist. Manchmal stehen auch Bauchschmerzen im Vordergrund, manchmal sind es Durchfälle oder die Abwechslung zwischen Verstopfung und Durchfall. Charakteristisch ist zumeist der gute allgemeine körperliche Zustand. Keine Gewichtsabnahme, kein blutiger Stuhl, kein Stuhlgang nachts, auch keine Bauchschmerzen nachts. Die Ursache dieses Zustands ist in der ungesunden Lebensweise (zu wenig körperliche Bewegung), in ungesunder Ernährung (zu wenig ballasthaltige Kost) und in nicht richtig verarbeitetem Streß zu sehen.

Antibiotika-Colitis

Pseudomembranöse Colitis

Diese Erkrankung wird auch als pseudomembranöse Colitis bezeichnet. Die Behandlung mit Antibiotika, die wegen irgend einer bakteriellen Erkrankung notwendig wurde, kann die Zusammensetzung der Darmbakterien so ungünstig beeinflussen, daß eine bestimmte Erregerart, nämlich Clostridium difficile, die Oberhand gewinnen kann. Durch das Toxin (der von den Bakterien abgegebene Giftstoff) kommt es zu einer Darmentzündung mit Fieber, Durchfall und blutigem Stuhl. Durch den Nachweis des Toxins von Clostridium difficile und den knötchenförmigen Verdickungen der Darmschleimhaut wird die Diagnose gestellt. Eine Behandlung mit einem Mittel gegen die Erreger (z. B. Vancomycin) führt nach kurzer Zeit zur Heilung.

Polypen

Nachweis von okkultem Blut
Adenome

Polypen sind Schleimhautwucherungen, die sich in den Darm hinein vorwölben. Feingeweblich betrachtet, handelt es sich bei der Mehrzahl der Polypen um echte Neubildungen in der Schleimhaut, sog. Adenome. Solche Adenome stellen je nach Größe mehr oder weniger ein „Hindernis“ für den Stuhlgang dar. Durch das Vorbeigleiten des Stuhls und durch die Darmbewegungen wird die Oberfläche der Polypen verletzt und es kommt zur

Blutung. Üblicherweise ist die Blutung aus Polypen so gering, daß die Blutspuren nicht sichtbar, sondern nur chemisch nachweisbar sind; wir sprechen von einer okkulten Blutung. Manchmal ist die Blutung auch intensiver, dann ist Blut beim Stuhlgang sichtbar. Polypen werden endoskopisch entfernt, damit ist die Blutungsquelle beseitigt.

Karzinom

Aus Adenomen entstehen Karzinome Dickdarmkrebs

Aus den Adenomen des Dickdarms entwickelt sich das Karzinom (Krebserkrankung). Beschwerden und Krankheitszeichen sind daher im Vergleich zu den Polypen gesteigert. Die Blutbeimengungen im Stuhl nehmen zu, die lichte Weite des Darms nimmt immer mehr ab, bis hin zu den Zeichen eines Darmverschlusses. Jetzt hilft nur noch eine Operation.

Haemorrhoiden

Haemorrhoiden sind ein weitverbreitetes Leiden. Unter Haemorrhoiden versteht man die Erweiterung der Blutgefäße im Afterbereich. Sitzende Lebensweise und Verstopfung begünstigen die Entstehung der Haemorrhoiden. Die krampfaderartige Erweiterung der Blutgefäße am Darmausgang bereitet gelegentlich Beschwerden, insbesondere wenn der After zu schlecht gereinigt wird, zu rigoros mit rauhem Toilettenpapier bearbeitet wird, harter Stuhlgang mit Anstrengung abgesetzt wird oder Durchfall den After zu stark in Mitleidenschaft zieht.

Blut beim Stuhlgang

Platzen die Haemorrhoiden, so kommt es zur Blutung. Plötzliche Blutgerinnung in einem Knoten bereitet starke Schmerzen in dem betroffenen Gebiet. Eine sorgfältige Pflege des Afters sowie je nach Stadium eine Verödung durch Spritzen oder eine Operation bessern den an sich harmlosen Zustand zu allermeist.

Eine Warnung sei jedoch angefügt:

Blutauflagerungen des Stuhls sind zwar sehr häufig durch Haemorrhoiden verursacht. Die Annahme, daß es sich um eine Haemorrhoidalblutung handelt, ist jedoch erst dann gerechtfertigt, wenn erwiesen wurde, daß keine andere Blutungsquelle im Dickdarm vorliegt.

6. Therapie

– *Grundsätzliche Bemerkungen zur Behandlung*

Der Morbus Crohn ist eine *chronisch entzündliche Darmerkrankung*. Dabei besagt *chronisch*, daß mit der Diagnose „Morbus Crohn" auch ein langwieriger Verlauf verbunden ist, eine Bedingung, die durch unterschiedliche Aktivität, aber auch durch die eingetretenen Organveränderungen mehr oder weniger krank machen kann. Durchfall, Bauschmerzen, Gewichtsabnahme und Fisteln können daher immer wieder auftreten. *Entzündlich* bedeutet in diesem Zusammenhang, daß die Darmschleimhaut geschwürige Aufbrüche trägt, über die der Körper kontinuierlich Eiweiß, Elektrolyte, Mineralstoffe, Spurenelemente, zelluläre Blutbestandteile, Enzyme sowie wichtige Bau- und Betriebsstoffe verliert. Zusammen mit den geschwürigen Aufbrüchen der Darmschleimhaut verändert sich auch die gesamte Darmwand; durch die Anhäufung verschiedener Arten weißer Blutkörperchen sowie Bindegewebszellen kommt es zur Zunahme der Wanddicke und zur Beeinträchtigung der Beweglichkeit.

Die Lokalisation und Ausdehnung, das Auf und Ab der Aktivität, Neigung zu Fistel- und Stenosebildung sowie die Tendenz zu schrankenloser Progression, aber auch zur Selbstheilung sind individuell unterschiedlich ausgeprägt. Daher gibt es kein gültiges Therapierezept. Was für den einen gut ist, kann für den anderen falsch sein. So können die für die Mehrzahl der Betroffenen günstigen Medikamnte für den Einzelnen gefährlich werden. Es kann richtig sein, im Einzelfall vor der Operation zu warnen, sie bei dem nächsten Patienten jedoch zu empfehlen.

Die sorgfältige Analyse der Krankheitssitution steht daher am Beginn der Therapie. Und diese Analyse beinhaltet:

- Sicherung der Diagnose,
- Beschreibung von Ausdehnung und Lokalisation und
- Festlegung des Schweregrades der Krankheit

unter Berücksichtigung des Alters und der persönlichen Umstände des Erkrankten.

Sicherung der Diagnose

Über die Diagnose und über die Differentialdiagnose wurde in den beiden voranstehenden Kapiteln berichtet. An dieser Stelle darf daher auf diese beiden Abschnitte verwiesen werden. *Die Diagnose muß sicher sein*, einmal, weil einige wichtige Vorkehrungen zu treffen sind, und zum anderen, weil nur auf eine bloße Vermutung hin keine eingreifenden Therapiemaßnahmen eingeleitet werden dürfen.

Gewiß, manchmal kann die Diagnosestellung schwierig oder auch verzögert sein, nur, solange die Diagnose nicht sicher ist, darf nicht so gehandelt werden, als ob sie sicher sei. Es gibt immer Behandlungsmöglichkeiten, die nichts vorwegnehmen oder Tatsachen schaffen, die nachher nicht wieder behebbar sind.

Daher also erster Grundsatz:

Zunächst die Diagnose sichern, danach über die Therapie nachdenken.

Ausdehnung und Lokalisation

Morbus Crohn ist nicht gleich Morbus Crohn. Ein Morbus Crohn des terminalen Ileums kann nicht mit einem Morbus Crohn des Kolons oder des oberen Verdauungstraktes verglichen werden. Daher reicht die gesicherte Diagnose alleine nicht aus. Vielmehr muß klar sein, welche Teile des Magen-Darm-Kanals gesund und welche Teile betroffen sind, oder mit anderen Worten ausgedrückt, wie ausgedehnt die erkrankten Darmabschnitte sind.

Vor einer neuen Therapieentscheidung muß die Ausdehnung sowie das Ausmaß der Veränderungen gegebenenfalls erneut überprüft werden. Einmal muß diese Festlegung natürlich vor der ersten Behandlung erfolgen. Sobald über eine Änderung der Therapiestrategie nachgedacht wird, müssen auch Lokalisation und Ausdehnung neu überprüft werden. Da schnelle Änderungen jedoch unwahrscheinlich sind, muß die erste Überprüfung in der Regel auch nicht vor Ablauf von ein bis zwei Jahren erfolgen.

Schweregrad der Krankheit

Die Schwere der Krankheit kann mit einem Aktivitätsindex beurteilt werden. In diesen Aktivitätsindex fließen verschiedene Angaben und Befunde ein. Er gestattet die Intensität der Krankheit in Zahlen auszudrücken.

Aktivitätsindex CDAI

In den Index (Tabelle 1) gehen Angaben aus der Selbstbeobachtung ein:

1. Anzahl der nicht normal geformten Stühle
2. Intensität der Bauchschmerzen
3. Beeinträchtigung des Allgemeinbefindens

Tab. 1 *Aktivitätsindex*

1. Stuhlfrequenz in der letzten Woche . . . . × 2 = ...

2. Grad der Bauchschmerzen (Summe über eine Woche) . . . . × 5 = ...

3. Allgemeinbefinden (Summe über eine Woche) . . . . × 7 = ...

4. Andere mit Morbus Crohn assoziierte Symptome (Zutreffendes bitte ankreuzen):

Iritis Uveitis	Eryth. nodos.	Pyod. gang.	Stomatit aptht.	Gelenkschmerz Arthritis
☐	☐	☐	☐	☐
Analfissur -fisteln -abszesse	andere Fisteln	Temperaturen über 37° C in der letzten Woche höchster Wert:		
☐	☐	☐		

Anzahl der zutreffenden Punkte . . . . × 20 = ...

5. Symptomatische Durchfallbehandlung, wenn ja 1 × 30 = ...

6. Resistenz im Abdomen nein = 0, fraglich = 2, sicher = 5 × 10 = ...

7. Haematokrit . . . . (Frauen 42 − Hkt, Männer 47 − Hkt) (Vorzeichen beachten) × 6 = ...

8. Gewicht . . . . ., . . . kg Standardgewicht . . . . ., . . . kg

$$\left(1 - \frac{\text{Gewicht}}{\text{Standardgewicht}}\right) \times 100$$ (Übergewicht subtrahieren) = ...

Aktivitätsindex Summe = ...

Hinzu kommen Befunde durch die körperliche Untersuchung des Arztes:

4. Fisteln
   Erythema nodosum
   Pyoderma gangraenosum
   Iritis/Uveitis
   Gelenk/Rückenschmerzen
   Fieber > 37,5 axillar

Tab. 2 Wochenbericht

Datum							
Anzahl der weichen oder flüssigen *Stühle*							
Grad der *Bauchschmerzen*: keine = 0; leicht = 1 mäßig = 2; stark = 3							

Allgemeinbefinden
im allgemeinen gut = 0;
nicht ganz gut = 1;
schlecht = 2; sehr schlecht = 3;
unerträglich = 4							

5. Berücksichtigt wird, ob eine symptomatische Durchfallbehandlung nötig ist.
6. Bei der körperlichen Untersuchung wird darauf geachtet, ob eine Resistenz im Bauchraum tastbar ist.
7. Der Grad der Blutarmut findet durch den Hämatokritwert Berücksichtigung.
8. Schließlich wird das Gewicht im Verhältnis zum Sollgewicht gewertet.

Die ersten drei Punkte dieses Aktivitätsindex sollen täglich für die Dauer einer Woche in einem Wochenbericht aufgeschrieben werden (Tabelle 2). Die Einzeleintragungen werden dann über eine Woche summiert.

Die Punkte des Index von 1–8 sind unterschiedlich gewichtet. Nach den Urhebern des Index (Becktel, Singleton, Kern und Best, 1976) gilt eine Punktzahl von mehr als 150 Punkten als Hinweis für Behandlungsbedürftigkeit. Die Schwere der Krankheit kann mit diesem Aktivitätsindex recht gut beurteilt werden. Je höher die Punktzahl, um so schwerer die Krankheit. Ein Gesunder sollte eine Punktzahl 0 erreichen.

Mit dem Index läßt sich jedoch keine Aussage dazu machen, wodurch die Schwere der Krankheit bedingt ist. Prinzipiell sind drei verschiedene Ursachen für die Schwere der Krankheit möglich:

– hohe entzündliche Aktivität,
– Darmverschluß,
– Abszeß.

Kombinationen oder ein Nebeneinander dieser Befunde sind auch denkbar.

Schwere der Krankheit

Wenn also Behandlungsbedürftigkeit besteht, dann muß zuvor differenziert werden, wodurch diese gegeben ist, beziehungsweise was bestimmend ist. Beispielsweise: Stammt das Fieber aus einem Abszeß, der in einer tastbaren Resistenz im Bauchbereich versteckt ist oder ist es nur Ausdruck der sehr intensiven Schleimhautentzündung? Oder, was bedingt die krampfartigen Beschwerden? Ist es die entzündliche Schleimhautanschwellung, die auf eine Behandlung mit Medikamenten ansprechen würde oder sind es die narbigen Strukturen, die sich auch durch die stärksten Medikamente nicht mehr weiten lassen, so daß die Operation die Behandlung der Wahl darstellt?

Bei der Mehrzahl der Betroffenen – auch über die Länge der Zeit betrachtet – besteht keine Behandlungsbedürftigkeit. Wenn die Krankheit inaktiv ist, wenn nur wenig kleine Geschwürchen im Darm das Wohlbefinden nicht nennenswert beeinträchtigen können, dann können auch medizinische Maßnahmen den Zustand nicht meßbar verbessern. Wichtig bleibt die planmäßige Überprüfung, um eine Aktivitätszunahme rechtzeitig zu erkennen.

7. Konservative Therapie

– *Behandlung mit Medikamenten*
– *Andere alternative Behandlungsmöglichkeiten*
– *Unterstützende Behandlung bei Mangelzuständen*

Eine konservative Therapie ist unter bestimmten Voraussetzungen sinnvoll und zweckmäßig. Sofern Behandlungsbedürftigkeit besteht, müssen anatomische und infektiöse Komplikationen ausgeschlossen sein, die eine andere Behandlung erfordern.

Eine konservative Behandlung ist unter den genannten Einschränkungen empfehlenswert, wenn bestimmte Krankheitszeichen so führend werden, daß bei einer Überprüfung mit dem Aktivitätsindex (Tabelle 1) eine Punktzahl von etwa 150 erreicht oder überschritten wird.

Behandlung mit Medikamenten

Mehrere Substanzgruppen besitzen die Eigenschaft, die Entzündung bei Morbus Crohn zu unterdrücken. Hierzu zählen Kortikosteroide, Salazosulfapyridin (5-ASA), Azathioprin und Metronidazol. Die beiden erstgenannten werden üblicherweise eingesetzt, die beiden letztgenannten Medikamente werden als Reserve betrachtet.

Kortikosteroide

Kortikosteroide ist ein Überbegriff für die Hormone einer inneren Drüse: nämlich der Nebennierenrinde, einem kleinen Organ, das am Oberpol der Niere lokalisiert ist. Die Hormone der Nebennierenrinde besitzen verschiedene Funktionen, beispielsweise zur Regulierung des Natrium- und Kaliumgehaltes im Blut, für den Blutdruck, die Ausprägung der Sexualität und das „Streßhormon“ Kortisol, dessen positive Eigenschaften wir zur Behandlung der chronisch entzündlichen Darmerkrankungen nutzen.

Da das Kortisol der Nebennierenrinde noch ausgedehnte Wirkungen auf den Mineralstoffwechsel hat, sind abgewandelte Hormone mit besseren entzündungshemmenden Eigenschaften hergestellt worden, unter denen das Prednisolon den wichtigsten Platz einnimmt. Prednisolon wirkt daher wie Kortisol: erhöhte Wachheit, Beschleunigung des Körperstoffwechsels, Bereitstellung der Energie in Form von Blutzucker, Erhöhung des Blutdrucks und viele andere mehr.

Die Eigenschaft, die medizinisch am meisten genutzt wird, leitet sich aus der Unterdrückung von Entzündungen ab. Gleichgültig wo sich eine Entzündung im Körper abspielt, sie wird durch Kortisol gehemmt. Im Prednisolon ist diese Eigenschaft potenziert. Prednisolon gilt daher als ein außerordentlich stark wirkendes Medikament.

Prednisolon

5-Aminosalizylsäure (5-ASA)

Die 5-ASA, so wird die 5-Aminosalizylsäure allgemein genannt, wirkt an der Dickdarmschleimhaut direkt entzündungshemmend. Damit ist ausgesagt, daß die 5-ASA vom Darm aus (und nicht vom Blut aus) ihre Heilwirkung auf die Schleimhaut des Dickdarms ausübt. Weil die Einnahme von 5-ASA in unverändertem Zustand jedoch zu keiner ausreichenden Konzentration der Substanz im Dickdarm führt (da 5-ASA bereits vor Erreichen des Dickdarms ins Blut übergeht), hat die Arzneimittelforschung mehrere Wege gefunden, wie das Medikament in den Dickdarm gelangen kann.

5-ASA

Durch eine chemische Bindung von 5-ASA an Sulfapyridin (ein Sulfonamid) wird die Freisetzung der 5-ASA erst von den Darmbakterien im Dickdarm bewerkstelligt. Mit dieser Substanz (Salazosulfapyridin, englisch: sulfasalazine) wird die Colitis ulcerosa seit 50 Jahren behandelt. Salazosulfapyridin ist das bewährteste Medikament. Die Arzneimittelnamen sind Azulfidine® oder Colo Pleon®.

Salazosulfapyridin

Die Erkenntnis, daß die 5-ASA der eigentlich heilende Anteil der Medikamente ist, besteht noch nicht sehr lange. Neue Überlegungen der Forscher haben sich auf das Problem konzentriert, wie die 5-ASA auch ohne den Sulfonamidanteil an die entzündete Dickdarmschleimhaut gebracht werden kann. Ansätze dazu gibt es auf zweierlei Weise: erstens durch die Verknüpfung mit einem anderen Molekül und zweitens durch eine Verkapselung, die den vorzeitigen Übertritt des Medikaments in das Blut verhindert. Beide Wege werden zur Zeit erforscht und erprobt. Zur Zeit der Drucklegung dieses Buches sind folgende 5-ASA-Präparate vom Bundesgesundheitsamt zur Behandlung *chronisch entzündlicher Darmerkrankungen* zugelassen: Salofalk®, Claversal® und Dipentum®.

Inzwischen mehren sich die Anzeichen, daß die 5-ASA nicht das alleinige Wirkprinzip im Salazosulfapyridin sein kann, weil die neuen 5-ASA-Präparate sich auch bei hoher Dosierung nicht als überlegen erweisen. Der „Goldstandard" der Behandlung bleibt daher Salazosulfapyridin. Inwieweit sich die modernen 5-ASA Präparate bei Morbus Crohn im Ileum auch als wirksam erweisen, läßt sich im Augenblick noch nicht ermessen.

Rheumamittel

Ein weiterer interessanter Gesichtspunkt für die Behandlung sollte hier jedoch ebenfalls noch Erwähnung finden: die antirheumatischen Eigenschaften von Salazosulfapyridin. Salazosulfapyridin gilt als Basisantirheumatikum. Wenn also Kreuzschmerzen, Rücken- und Gelenkschmerzen im Vordergrund stehen, erscheint ein Behandlungsversuch mit Salazosulfapyridin ratsam.

Metronidazol

Metronidazol

Metronidazol zählt zu den Antibiotika, also Medikamenten, die die Vermehrung krankmachender Bakterien behindern oder sogar in der Lage sind, diese abzutöten. Metronidazol kann (unter Sauerstoffanschluß) wachsende Bakterien abtöten. Viele solcher Keime können sich krankhafterweise im Darm vermehren. Durch die Abtötung dieser Krankheitserreger klingt die Sekundärentzündung ab und die Krankheit bessert sich. Metronidazol gilt als möglicher Ersatz für Salazosulfapyridin.

Azathioprin

Immunsuppressiva

Azathioprin steht hier stellvertretend für eine Gruppe von Medikamenten mit zytostatischen (zellwachstumshemmend) beziehungsweise immunsuppressiven (das Immunsystem unterdrückenden) Eigenschaften. Diese Medikamentengruppe wird sonst bei der Behandlung von Autoimmunkrankheiten – Krankheiten, bei denen das Immunsystem selbstzerstörende Züge aufweist, beispielsweise der Lupus erythematodes – oder zur Unterdrükkung der Transplantatabstoßung verwandt. Die bekanntesten Vertreter sind Azathioprin, 6-Merkaptopyrin (das aus Azathioprin in der Leber entsteht), Methotrexat und Cyclosporin A. Über Cyclosporin A bei Morbus Crohn gibt es bislang noch zu wenig Informationen. Inwieweit eine Anwendung möglich ist, wird zur Zeit international geprüft. Azathioprin hat sich jedoch bereits einen festen Platz in der Behandlung erobert. Immer dann, wenn eine medikamentöse Behandlung notwendig wird, wenn Prednisolon verordnet werden muß, wenn der Prednisolonbedarf hoch ist und ein Senken unter die sog. Cushingschwellendosis (die Dosis, bei der auf Dauer die Nebenwirkungen der Kortikosteroide zum Tragen kommen) nicht möglich ist, weil die Krankheit erneut Aktivitätszunahme erkennen läßt, immer dann besteht eine Indikation für Azathioprin, das unter dem Namen Imurek® im Handel ist. Während Prednisolon rasch hilft und die Situation verbessert, besteht bei Azathioprin eine Latenzphase von mehreren Monaten, bis eine Wirkung zu erkennen ist. Die Höchstdosis beträgt 3 mg pro kg Körpergewicht. Das Blutbild muß in 3wöchigen Abständen überprüft werden. Die Erhaltungsdosis liegt in einem Bereich zwischen 1 und 2 mg pro kg Körpergewicht. Auf die Blutbildkontrollen darf zu keiner Zeit verzichtet werden, weil unter einer Behandlung mit Azathioprin jederzeit ein Absinken der weißen und roten Blutkörperchen sowie der Blutplättchen möglich ist.

Behandlungsbeispiele

1. *Befall des terminalen Ileum, aktive Krankheit, Aktivitätsindex > 150 Punkte, Operationsindikationen ausgeschlossen (siehe Abb. 2a)* *Beispiel 1*

Bei etwa 20% aller an Morbus Crohn erkrankter Patienten ist ausschließlich der letzte Dünndarmabschnitt – das terminale Ileum – betroffen. Unter der in dem Beispiel genannten Bedingung ist die Therapie der Wahl die Verordnung von Prednisolon. Bei aktiver Krankheit wird Prednisolon hoch dosiert und – vorausgesetzt, die Aktivität der Krankheit geht wie gewünscht zurück – planmäßig reduziert. Wird die Dosis überhastet zurückgenommen, so wird die Krankheitsaktivität bald wieder obsiegen. Die Behandlung muß daher in dieser wichtigen Phase kurzfristig kritisch überprüft werden.

Behandlungsbeispiel für Prednisolon (Tagesdosis bei aktivem Morbus Crohn)

Tag	1 bis 7	60 mg Prednisolon
Tag	8 bis 14	40 mg Prednisolon
Tag	15 bis 21	30 mg Prednisolon
Tag	22 bis 28	25 mg Prednisolon
Tag	29 bis 35	20 mg Prednisolon
Tag	36 bis 42	15 mg Prednisolon
Danach bis auf weiteres		10 mg Prednisolon

Innerhalb von 6 Wochen wird also die Dosis bis auf eine Erhaltungsdosis von 10 mg pro Tag ermäßigt. Die Fortsetzung der Behandlung muß an der Krankheitsaktivität ausgerichtet werden. Dabei empfiehlt sich das Prinzip:

Dosis von Prednisolon 6 bis 12 Wochen unverändert belassen, nach diesem Zeitraum überprüfen, wie die Krankheitsaktivität ist; ist diese gleich niedrig oder noch niedriger, dann darf die Dosis vorsichtig weiter zurückgenommen werden mit dem Ziel, das Kortisonpräparat endgültig abzusetzen.

Beispielsweise kann die weitere Dosisreduktion wie folgt aussehen:

3 Monate Erhaltungstherapie mit 10 mg Prednisolon

↓

3 Monate täglich abwechselnd 5 und 10 mg Prednisolon

↓

3 Monate täglich abwechselnd 0 und 10 mg Prednisolon

↓

3 Monate täglich abwechselnd 0 und 5 mg Prednisolon

Unter einer täglich alternierenden Behandlung versteht man, daß an einem Tag beispielsweise 10 mg, am nächsten Tag 5 mg eingenommen werden. Das ist zwar etwas komplizierter und daher auch lästig, aber diese alternierende Behandlung ist für den Körper physiologischer. Durch die wechselnde Höhe der Dosis wird das körpereigene Hormonsystem besser trainiert als bei einer konstanten Dosis.

Die alternierende Dosierung ist insofern lästig, weil die Woche 7 Tage hat und man sich daher die Einnahme nicht nach den Wochentagen merken kann. Ich empfehle daher, die Dosierung entweder in den Kalender einzutragen oder an den Tagen mit den „geraden Zahlen" (2-4-6-8 ...) die „gerade Dosis" (10 mg), an den Tagen mit „ungeraden Zahlen" (1-3-5-7 ...) die Dosis mit der „ungeraden Zahl" (z. B. 5 mg) einzunehmen.

Das Schema darf immer nur dann angewendet werden, wenn sich alles planmäßig entwickelt; sobald sich eine Verschlechterung abzeichnet, muß davon abgewichen werden. Besprechen Sie diese Situation unverzüglich mit Ihrem Arzt. Wenn die Krankheitsaktivität nur etwa 150 Punkte ausmacht oder wenn Kontraindikationen für Prednisolon bestehen, dann erscheint ein Behandlungsversuch mit 5-ASA gerechtfertigt. Salazosulfapyridin erscheint für diese Indikation weniger geeignet, da die 5-ASA erst unter dem Einfluß der Bakterien im Dickdarm freigesetzt wird. Mesalazin erscheint dafür eher geeignet. Die empfohlene Dosis beträgt 3 × 2 Tabletten à 250 mg.

Beispiel 2

2. *Ileocolitis, aktive Krankheit mit Aktivitätsindex > 150 Punkte, Operationsindikationen ausgeschlossen (siehe Abb. 2 b)*

Dies ist die häufigste Lokalisation. Gut 60% aller Betroffenen haben dieses Befallsmuster. Gleichwohl hat diese Lokalisation auch eine günstige Prognose, vielleicht auch deshalb, weil alle Behandlungsmöglichkeiten offen stehen. Bei hoher Aktivität gilt Prednisolon als Mittel der Wahl. Die Dosierungsrichtlinien entsprechen denen im Beispiel I. Darüber hinaus können aber auch die anderen Medikamente verordnet werden, bei hoher Krankheitsaktivität vorzugsweise in Kombination mit Prednisolon, da die Wirkintensität von Salazosulfapyridin, Mesalazin und Metronidazol im Vergleich zu Prednisolon deutlich niedriger liegt.

Bei aktiver Krankheit, aber nicht sehr hoher Aktivität, also Punktzahl um 150, erscheint auch eine Behandlung mit den einzelnen Medikamenten möglich, zunächst als zeitlich begrenzter Versuch.

Dosierungsempfehlung

Salazosulfapyridin Tabl. à 500 mg	2 – 2 – 2*
Mesalazin Tabl. à 250 mg	2 – 2 – 2*
Metronidazol à 400 mg	1 – 0 – 1*

* Die Schreibweise 2 – 2 – 2 oder 1 – 0 – 1 bedeutet: Anzahl der Tabletten morgens – mittags – abends.

3. *Lokalisation ausschließlich im Kolon, aktive Krankheit, Aktivitätsindex > 150 Punkte, keine Operationsindikation (siehe Abb. 2c)* *Beispiel 3*

Wenn die Krankheit auf den Dickdarm begrenzt ist, können sämtliche Medikamente – vor allem aber Sulfasalazin und Olsalazin – ihre Wirkung entfalten.

Am stärksten ist Prednisolon einzuschätzen, am geringsten Mesalazin. Eine Kombination von Prednisolon mit Salazosulfapyridin erscheint zweckmäßig.

Die Dosierung von Prednisolon entspricht dabei der des 1. Beispiels. Salazosulfapyridin muß einschleichend begonnen und mit der gewünschten Dosis konstant beibehalten werden. Üblicherweise sollen morgens, mittags und abends je 2 Tabletten eingenommen werden. Eine Dosissteigerung kann im Bedarfsfall vertreten werden, ebenso wie eine verminderte Dosis möglich ist.

Metronidazol steht als Reservemedikament bereit, wenn Salazosulfapyridin in seiner Wirkung zu schwach bleibt. Eine Kombination von Prednisolon und Azathioprin kann unter den gleichen Bedingungen erwogen werden wie im 2. Beispiel, also immer dann, wenn Prednisolon nur in zu hoher Dosis die Krankheit kontrollieren kann und daher unter Berücksichtigung der Nebenwirkungen eine niedrigere Dosis angestrebt wird.

4. *Ausgedehnter Befall an mehreren Darmabschnitten mit hoher Aktivität, Index > 150 Punkte, Operationsindikationen ausgeschlossen (siehe Abb. 2d)* *Beispiel 4*

Wahrscheinlich wundern Sie sich, wenn sie immer wieder lesen „Operationsindikation ausgeschlossen“. Aber damit soll ausgedrückt werden, daß vor Beginn einer medikamentösen Therapie nicht nur Diagnose, Ausbreitung und Aktivität ermittelt werden müssen, sondern auch zu prüfen ist, ob nicht Bedingungen vorliegen, die bei einer medikamentösen Behandlung den Patienten gefährden würden. Wenn die Notwendigkeit für eine chirurgische Therapie gegeben ist, dann soll sie nicht durch eine medikamentöse Behandlung verschleiert werden. Da Prednisolon sehr intensiv entzündungshemmend wirkt, können auch bakterielle Eiterherde zunächst scheinbar besser werden. Durch das Verschleiern der bakteriellen Infektion kann diese sich jedoch unterschwellig weiter ausbreiten und gefährliche Komplikationen hervorrufen.

Erst analysieren, dann therapieren!

Und wenn aufgrund der Analyse Bedingungen gegeben sind wie in diesem 4. Beispiel, dann darf die Behandlung nicht halbherzig, sondern sie muß konsequent und hochdosiert erfolgen. Wenn auch Speiseröhre, Magen oder Zwölffingerdarm beginnen, Krankheitserscheinungen aufzuweisen, bleibt kein Platz für eine alleinige Behandlung mit Sulfasalazin, Mesalazin oder Metronidazol. Nur Prednisolon eignet sich zur Beeinflussung der Krankheit auch in den oberen Abschnitten des Gastrointestinaltraktes. Eventuell muß Sulfasalazin bzw. Metronidazol wegen Mitbeteiligung im Dickdarmbereich dennoch zusätzlich zu Prednisolon gegeben werden.

Generell ist zu bemerken: Je ausgedehnter die Lokalisation und je ausgeprägter die Entzündung, um so intensiver muß die medikamentöse Behandlung sein – es muß etwas mehr riskiert werden.

Unerwünschte Wirkungen der Medikamente

Abwägen zwischen Wirkung und Nebenwirkung einer Arznei

Medikamente werden verordnet und eingenommen, weil ihnen eine bestimmte, erwünschte Wirkung zukommt. Fast immer hat ein Medikament aber auch eine oder mehrere unerwünschte Wirkungen, die sogenannten Nebenwirkungen. Ein Arzt, der ein Medikament verschreibt, kennt die gewünschten, aber auch die unerwünschten Eigenschaften. Ein abwägendes Urteil hat ihn dazu veranlaßt, bei der Verschreibung die erwünschten Eigenschaften höher zu bewerten als die Nebenwirkungen. Es hat also eine Güterabwägung stattgefunden. Auf der einen Seite der Wunsch, die Krankheit zu heilen, auf der anderen Seite die möglichen Gefahren bei der Anwendung der Medikamente. Kein Medikament ist frei von gewissen Risiken. Aber, Wirkungslosigkeit, d. h. keine heilende Wirkung, ist insbesondere bei Morbus Crohn unvergleichlich gefährlicher als die möglichen Nebenwirkungen. Nebenwirkungen können vorhersehbar auftreten oder – seltener – unvorhersehbar einsetzen. Die bei den einzelnen Medikamenten bekannten Nebenwirkungen sind auf der Packungsbeilage – den sogenannten Waschzetteln – beschrieben. Hier sollen die für die Behandlung des Morbus Crohn wichtigsten unerwünschten Wirkungen der einzelnen Medikamente genannt und eventuelle Gegenmaßnahmen aufgezeigt werden.

Ein Rat: Lassen Sie sich nicht nur Medikamente verschreiben; die ärztliche Kontrolluntersuchung ist dazu da, auch Nebenwirkungen frühzeitig aufzudecken.

Nebenwirkungen von Prednisolon

Gewichtszunahme, Fettanlagerung, Muskelschwund, Knochenentkalkung

Prednisolon sei hier stellvertretend – weil am häufigsten verordnet – für alle Kortison-Medikamente genannt. Prednisolon ist *das Medikament der Wahl* bei hoher Krankheitsaktivität, aber, die Einnahme ist immer auch mit unerwünschten Wirkungen verbunden. Disziplin und Kontrolle bei der Einnahme können jedoch die unerwünschten Erscheinungen gering halten. Kortison-Präparate steigern den Appetit und somit die Kalorienaufnahme, dadurch steigt das Körpergewicht; der Fettansatz wird begünstigt, der Muskelabbau und die Entkalkung der Knochen gefördert. Das Fett lagert sich an unerwünschten Stellen wie Bauch, Hüften, Nacken und Gesicht ab. Außerdem begünstigt Prednisolon die Wassereinlagerung.

Was können Sie gegen all dies tun?

Sport

Die Kalorienzufuhr einschränken, das Gewicht kontrollieren, Fett und Kohlenhydrate in der Nahrung durch Obst und Gemüse ersetzen. Viel körperliche Bewegung, gezieltes Aufbautraining für die Muskeln, regelmäßig Belastung der Knochen (um einen Reiz zum Knochenaufbau zu setzen) durch körperliche Aktivität, z. B. Sport wie zügiges Gehen, Tanzen, Joggen, Fahrradfahren, Skifahren, Tennis, Schwimmen, Reiten, Tischtennisspielen, Rudern.

Stellen Sie sich also die Frage: Was ist mein Sport?

Diabetes mellitus, Hypertonus, Glaukom

Prednisolon hat noch weitere unerwünschte Wirkungen, die, wenn Sie die oben aufgeführten durch Ihre Gegenmaßnahmen im Griff haben, meistens nicht mehr so erheblich ins Gewicht fallen. Einige seien noch genannt: Begünstigen der Zuckerkrankheit (Diabetes mellitus) und des Bluthochdrucks (Hypertonus), Steigern des Augeninnendrucks (Glaukom), Nervosität, Zittern, Schlaflosigkeit, Infektneigung.

Gewiß, das ist viel. Dennoch wird sich der Arzt gelegentlich für Prednisolon entscheiden. Wenn dies der Fall ist, dann tragen Sie doch das Ihre dazu bei, daß nicht die durch Ihre aktive Gegensteuerung vermeidbaren Nebenwirkungen den gewünschten Effekt, der meist schnell und zuverlässig eintritt, gefährden.

Nebenwirkungen der 5-ASA-Gruppe

Nebenwirkungen von Salazosulfapyridin

Sulfapyridin

Die wichtigste Substanz, das Salazosulfapyridin, ist mit den meisten unerwünschten Wirkungen belastet. Die gewünschte Wirkung ist an den 5-ASA-Anteil gebunden; unerwünschte Wirkungen leiten sich vom Sulfapyridin-Anteil ab. Es sind dies Kopfschmerzen, Appetitmangel, Völlegefühl und ein beeinträchtigtes Allgemeinbefinden. Viele dieser Symptome lassen sich durch eine einschleichende Dosissteigerung oder durch eine etwas niedrigere Erhaltungsdosis vermeiden. Wenn die Krankheitssituation dies erfordert, kann Sulfasalazin unbedenklich in der Schwangerschaft eingenommen werden. Die Aufnahme von Folsäure im Dünndarm kann beeinträchtigt werden. Dies ist an den zu großen, mit viel Hämoglobin beladenen roten Blutkörperchen zu erkennen. Die Einnahme von Folsäure gleicht dies aus.

Infertilität

Bei Männern kann die Bildung der Spermien (Samenzellen) beeinträchtigt sein. Diese Störung normalisiert sich nach dem Absetzen von Salazosulfa-

Allergie

pyridin. Andere, beeinträchtigende Nebenwirkungen sind selten und können durch Routine-Labortests erkannt werden. Allergische Reaktionen können sowohl durch den Sulfapyridin- als auch durch den 5-ASA-Anteil bedingt sein. Bei einer Allergie wird das Medikament abgesetzt werden müssen.

Nebenwirkungen anderer 5-ASA-Präparate

Leber und Nieren

5-ASA-Medikamente wie Salofalk® oder Claversal®, aber auch Pentasa® oder Asacol® haben wenig Nebenwirkungen. Allergische Reaktionen sind möglich. Bei regelmäßiger Einnahme müssen Blutbild, Leber- und Nierenwerte kontrolliert werden. Sehr selten sind bisher Nephritis (Nierenentzündungen), Pankreatis (Bauchspeicheldrüsenentzündung) oder Pericarditis (Herzbeutelentzündung) beobachtet werden. Bei Schwangerschaft liegen bisher keine Erfahrungen vor; die Medikamente sollten daher abgesetzt werden.

Nebenwirkungen von Olsalazin (Dipentum®)

Durchfall

Olsalazin ist den anderen 5-ASA-Medikamenten in seinen Nebenwirkungen gleichzusetzen. Eine weitere spezifische, unerwünschte Wirkung ist Durchfall, der für etwa 5% der Patienten so störend sein kann, daß Olsalazin abgesetzt werden muß. Einschleichende Dosissteigerung oder Dosisreduktion könnn die Durchfallhäufigkeit vermindern. In der Schwangerschaft sind bisher zu wenig Erfahrungen gesammelt worden, daher sicherheitshalber absetzen!

Nebenwirkungen von Azathioprin (Imurek®)

Azathioprin zählt zu den Immunsuppressiva, also zu den Medikamenten, die eine Unterdrückung der Immunreaktion herbeiführen. Bei Morbus Crohn ist die Immunreaktion im Entzündungsgebiet permanent gesteigert. In Kombination mit Prednisolon bewirkt Azathioprin eine Abheilung. Das ist gewünscht. Da die Wirkung jedoch nicht ausschließlich auf das Entzündungsgebiet im Darm gerichtet ist, werden auch andere Organe betroffen. Unerwünscht ist daher die Hemmung der Zellreifung im Knochenmark, so daß die Menge der roten und weißen Blutkörperchen und der Blutplättchen abnehmen kann. Diese negative Auswirkung kann bei regelmäßiger Blutuntersuchung frühzeitig entdeckt werden. Nach Absetzen von Azathioprin erholt sich die Blutbildung wieder. Danach kann die Behandlung mit erniedrigter Dosis fortgeführt werden.

Schädigung der Blutbildung

Sehr selten kommt es zu einer Entzündung der Bauchspeicheldrüse, die das Absetzen notwendig macht. Eine Schwangerschaft sollte unter einer Behandlung mit Azathioprin vermieden werden.

Die Einnahme von Azathioprin kann Unwohlsein und Appetitlosigkeit hervorrufen. Muskel und Gelenkschmerzen sind nicht ungewöhnlich.

Metronidazol

Das Antibiotikum Metronidazol wird üblicherweise nicht länger als 10 Tage verordnet, da nach Tierversuchen ein Krebsrisiko nicht auszuschließen ist. Eine Ausnahme darf jedoch bei Morbus Crohn gemacht werden. Durch die Langzeittherapie treten daher Nebenwirkungen auf, die sonst nicht beachtet werden: periphere Neuropathien. Darunter versteht man Störungen der Nerven, die sich durch Kribbeln und Taubheit an Händen oder Füßen zu erkennen geben. Nach Beendigung der Behandlung bilden sich die Gefühlsstörungen wieder zurück. Während der Behandlung können Appetitlosigkeit, bitteres Aufstoßen, metallischer Geschmack und Zungenbelag auftreten. Wie bei jedem Medikament sind allergische Reaktionen möglich.

Kribbeln, Taubheit

Andere alternative Behandlungsmöglichkeiten – spezifische Diätformen

Zwei spezifische Diätformen, die sogenannte Astronautenkost und die intravenöse Ernährung, sind sehr drastische Varianten der Ernährung, die besonderen Situationen vorbehalten sein sollten. Weder die Astronautenkost noch die intravenöse Ernährung haben mit dem herkömmlichen Essen etwas gemeinsam. Beide Formen werden nur dann angewandt werden müssen, wenn ernste Krankheitssituationen überbrückt werden sollen. Die erkrankten Darmabschnitte werden „ruhiggestellt“, dadurch werden die Durchfälle weniger und die mit ihnen verbundenen krampfartigen Bauchschmerzen lassen nach. Durch das Weglassen aller Ballaststoffe aus der Nahrung können die Nährstoffe vor dem Erreichen der erkrankten Darmpartien aufgenommen werden; es bleiben daher aus der Nahrung keine Rückstände für den Stuhlgang übrig. Der Darm hat somit weniger Arbeit, er wird entlastet. Aber nicht nur diese „Ruhigstellung“ ist gewünscht, sondern auch das Immunsystem des Darms wird von der üblichen Arbeit weitgehend davon befreit, zwischen unerwünschten Stoffen, wie chemische Substanzen, Gifte, Toxine und Mikroorganismen, und Nahrungsbestandteilen zu unterscheiden und entsprechend zu regieren. Durch die Entzündung bei Morbus Crohn ist dieses System ohnehin aktiviert. Fällt nun die normale Aufgabe weg, kann das stark veränderte Immunsystem des Darms zur Ruhe finden. Andererseits kehrt auch Ruhe in den Darm ein, wenn der Darm von der üblichen Verdauungsleistung befreit wird. Durch eine normale Mahlzeit fließen einerseits reichlich Säfte, zuerst der Magensaft mit Pepsin und Salzsäure, dann das Sekret der Bauchspeicheldrüse mit den Verdauungsenzymen und Natriumkarbonat, die Galle und Dünndarmsekret, andererseits werden im Verdauungsvorgang Hormone freigesetzt und die motorische Bewegung

Überlegungen zum Wirkprinzip

des Darmes aktiviert. All dies fällt durch die künstlichen Ernährungsformen weg. Der Darm erhält eine Chance zu heilen. Die Heilung muß allerdings durch Medikamente unterstützt werden.

Astronautenkost

Die sogenannte Astronautenkost bezieht ihren Namen von einer Kostform, die ursprünglich für Astronauten gedacht war. Das Prinzip war so gedacht, daß durch das Anbieten von reinen Nahrungsbausteinen (nämlich statt Eiweiß nur Aminosäuren, statt Fett nur mittelkettige Fettsäuren, statt Kohlenhydraten nur Zucker und außerdem Elektrolyte, Mineralstoffe, Spurenelemente und Vitamine) die Astronauten in der Schwerelosigkeit keinen Stuhlgang haben sollten. Das hat zwar nicht ganz so funktioniert wie gedacht, hat aber für die chronisch entzündlichen Darmerkrankungen eine ungeheure Bereicherung beschert. Mehr als ein Jahrzehnt später haben wir heute abgewandelte Kostformen zur Verfügung, die in vieler Hinsicht besser sind; gemeint sind die Elementardiäten, flüssige Formuladiäten, genauer die Oligopeptiddiäten. Oligopeptiddiäten (oligo = kurz, Peptid = Eiweißbruchstück) enthalten alle Nahrungsbestandteile in chemisch definierter Form so aufbereitet, daß zur Aufnahme durch den Dünndarm nur eine minimale eigene Verdauungsleistung benötigt wird. Eingangs wurde darauf hingewiesen, daß wenig Gemeinsamkeiten zum normalen Essen bestehen, und das ist auch tatsächlich so; der Geschmack ist schlecht und der Bauch reagiert mit Rumoren. Verträglich ist eine solche Kost nur, wenn sie über eine Sonde (dünner Schlauch) direkt in den Darm gepumpt wird. Hierzu wird eine weiche dünne Sonde unter Röntgenkontrolle durch Nase, Rachen, Speiseröhre und Magen bis in den Zwölffingerdarm gelegt (Abb. 11). Die flüssige Peptiddiät wird sodann mittels einer Pumpe, die die Geschwindigkeit der Zufuhr regelt, über 8 bis 24 Stunden pro Tag zugeführt. Sonde und Pumpe sind notwendig, um den Darm mit der hochkonzentrierten Nahrung nicht zu überfordern. Besonders wichtig ist auch die Gewöhnung des Darms an die Kostform. Der Darm muß an die Kost adaptiert werden. Geschieht dies nicht auf geeignete Weise, so kehrt sich die Wirkung einer Oligopeptiddiät ins Gegenteil, der Darm wird angeregt und es kommt durch die Überlastung des Darms mit der hochkonzentrierten Nahrung zu Durchfall (sogenannte osmotische Diarrhoe). Richtig angewandt wird daher die Kost zuerst stark verdünnt und mit geringer Flußrate in den Zwölffingerdarm gepumpt, und eine Steigerung von Konzentration und Geschwindigkeit erfolgt erst, wenn die Zufuhr auch gut vertragen wurde. Diese Art der Ernährung ist ohne Risiko, einzige Nebenwirkung ist die osmotische Diarrhoe, die jedoch durch geeignete Anpassung umgehbar sein müßte.

Anwendung von Peptiddiäten

Die Adaptionsphase einer solchen Therapie muß immer im Krankenhaus begonnen werden. Sobald gesichert ist, daß die Kost vertragen, die Technik

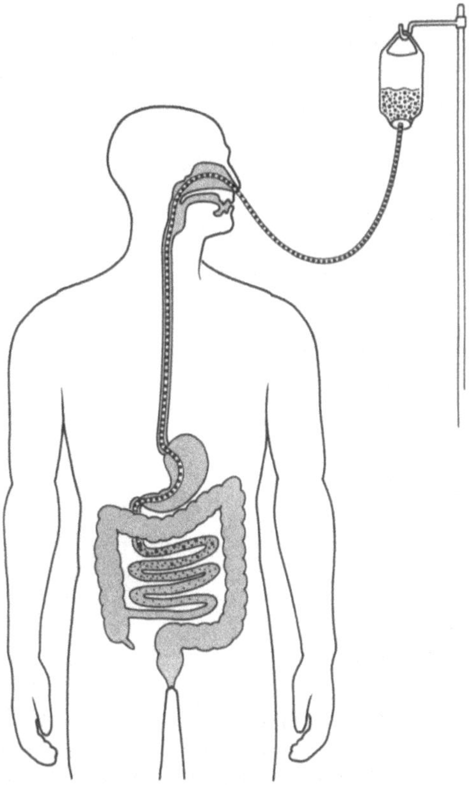

Abb. 11 Sondenernährung

beherrscht und eine Gewichtszunahme erzielt wird, besteht die Möglichkeit, diese Behandlungsweise auch zu Hause fortzusetzen. Diese heimenterale Ernährung kann in jeder nur denkbaren Variation vorgenommen werden. Die Ernährung muß nicht 24 Stunden lang erfolgen, bei entsprechender Adaption reicht eventuell auch die Perfusion nur während der Nacht aus. Die Industrie hat verschiedene Modelle zum Tragen für unterwegs, unabhängig von Stromzufuhr entwickelt, so daß auch Arbeiten und Schulbesuch mit einer heimenteralen Ernährung möglich sind.

heimenterale Ernährung

Intravenöse Ernährung

Art und Weise der intravenösen Ernährung

Intravenöse Ernährung, d. h. die Zufuhr sämtlicher Nährstoffe direkt in das Blut, wird dann erforderlich, wenn die normale Nahrungsaufnahme nicht möglich oder zu gefährlich erscheint und immer dann, wenn der Darm absolut entlastet werden soll. Vergleichbar der im vorausgehenden Abschnitt

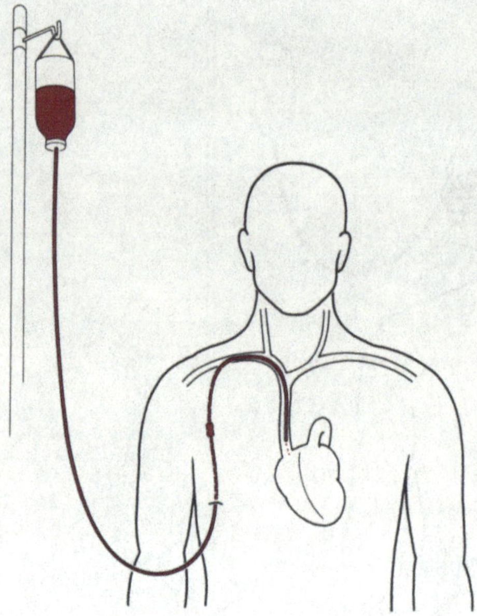

Abb. 12 Totale parenterale Ernährung

beschriebenen Sondenzufuhr einer Oligopeptiddiät, werden bei der intravenösen Ernährung sämtliche Nahrungsbausteine in einer für den Körper verwertbaren Form direkt in das Blut eingebracht. Nach einer Umstellungsphase, die der Körper benötigt, um sich an die geänderte Ernährung anzupassen, die etwa 10 Tage beträgt, kann eine echte Gewichtszunahme erzielt werden. Damit genügend Kalorien zugeführt werden können, muß sichergestellt sein, daß die Infusion in ein großes Blutgefäß erfolgt. Hierzu wird ein Katheter über eine Vene am Hals oder unter dem Schlüsselbein in die obere Hohlvene eingelegt (Abb. 12). Über einen solchen Katheter gelangt

Komplikationen der parenteralen Ernährung

die Infusionslösung in das Blut, dort verteilt sich die konzentrierte Nährstofflösung sofort in der großen Blutmenge der dickkalibrigen oberen Hohlvene, so daß Venenreizungen wie sie bei einer Zufuhr über eine Vene des Arms auftreten, so gut wie nicht vorkommen. Wenn die Krankheitssituation so ist, daß nebenher nichts mehr gegessen werden kann oder soll, so spricht man von einer totalen parenteralen Ernährung (TPN = vollständige künstliche Ernährung über eine Vene). Zuallermeist wird eine solche Art einer künstlichen Ernährung nur für eine begrenzte Zeit (z. B. vor, während und nach einer größeren Operation) notwendig sein. Nur in Ausnahmesituationen wird die TPN auch monate- oder jahrelang durchgeführt werden müssen. Da die Nährstoffe direkt in das Blut eingebracht werden, muß die Zufuhr unter sterilen Bedingungen (größte Keimarmut) erfolgen. Gefürchtete Komplikationen einer solchen intravenösen Zufuhr sind die Infektion und die Thrombose, die möglichst verhindert werden sollen. Voraussetzung dafür ist ein steriles Umgehen mit den Infusionslösungen, vor allem beim Wechseln der Infusionsbeutel.

Im Bedarfsfall kann auch eine parenterale Ernährung zu Hause weitergeführt werden. Es ist selbstverständlich, daß der Beginn, die Adaptation, das Training mit der Technik und die entsprechende Hygiene zunächst einmal im Krankenhaus gelernt werden müssen. Aber wenn die Sicherheit im Umgang mit der Technik gewonnen ist und ein steriles Arbeiten am Infusionssystem erlernt ist, dann ist die Fortführung zu Hause als heimparenterale Ernährung möglich. Arbeiten oder Schulbesuch sind realisierbar, denn die Infusionsperiode kann meist auch auf die Nachtstunden eingegrenzt werden.

Enterale Ernährung mit einer Peptiddiät oder eine total parenterale Ernährung stellen alternative Behandlungsprinzipien für den Morbus Crohn dar. Häufig – aber nicht immer und so verläßlich wie eine hochdosierte Prednisolonbehandlung – kann die Progression der Krankheit aufgehalten werden. Eine Behandlung mit einer Peptiddiät bietet sich besonders dann an, wenn Darmverengungen bei Dünndarmbefall im Vordergrund stehen. Die Lokalisation im Kolon spricht normalerweise schlecht auf diese enterale oder parenterale Ernährungstherapieform an.

Enterale Spülung

Die geschwürig aufgebrochene Darmschleimhaut und die durch Verdickung nicht mehr so normal bewegliche Darmwand begünstigen die Ansiedlung von Bakterien, die normalerweise nicht oder zumindest nicht in der Menge in den Darm gehören. Hierzu wird – wie von Wellman vorgeschlagen – eine Sonde in den Darm eingeführt und dann mit einer großen Menge Flüssigkeit (Elektrolytlösung) gespült. Dadurch werden die Bakterien und mit ihnen die Toxine entfernt. Erstaunlicherweise kann dadurch die Krankheitsaktivität günstig beeinflußt werden, zwar nicht auf Dauer und so nachhaltig wie durch eine medikamentöse Behandlung, aber gelegentlich doch über Monate zu einer Besserung führend. Besonders also bei pathologischer bakterieller Besiedlung auf der geschwürigen entzündeten Schleimhaut scheint diese alternative Behandlungsmethode erfolgversprechend.

Unterstützende Behandlung bei Mangelzuständen

Während Prednisolon, 5-ASA-Präparate, Azathioprin und mit Einschränkung auch Metronidazol Medikamente sind, die die Entzündung bei Morbus Crohn bekämpfen, also die Heilung fördern und aufrecht erhalten, kommt der unterstützenden Therapie diese Funktion nicht zu. Die unterstützende Therapie soll die durch die Entzündung hervorgerufenen Schäden und Mangelzustände beseitigen oder ausgleichen.

Eisen

Anämie als Folge eines Eisenmangels

Eisen ist bei weitem das wichtigste Element, das eventuell zusätzlich eingenommen werden muß. Durch die vermehrte Verletzlichkeit der Schleimhaut geht dem Körper im akuten Schub Blut verloren. Normalerweise, d. h. beim gesunden Menschen, gewinnt der Körper aus den absterbenden roten Blutkörperchen das Eisen des Hämoglobins zurück. Infolge der Entzündung und durch die Geschwüre bei Morbus Crohn geht jedoch Eisen mit den roten Blutkörperchen verloren. Die in dieser Situation bis auf das Sechsfache gesteigerte Bildung von roten Blutkörperchen kann den Mangel an Eisen nicht auffangen. Durch das fehlende Eisen wird immer weniger Hämoglobin (roter Blutfarbstoff) in die roten Blutkörperchen eingebaut. Das Ergebnis ist, daß die roten Blutkörperchen nur klein sind, zu wenig Hämoglobin enthalten und dadurch nicht ihre normale Leistung beim Transport von Sauerstoff haben; wir sprechen dann von Anämie, d. h. Blutarmut. Ist die Entzündung und damit der Blutverlust beherrscht, so muß Eisen eingenommen werden, damit die entleerten Eisenspeicher rasch aufgefüllt werden und die Blutarmut behoben wird. Eisen wird in den oberen Anteilen des Dünndarms aufgenommen. Da der für die Resorption verantwortliche obere Dünndarm bei Morbus Crohn fast immer gesund ist, kann das Eisen in Form von Tabletten, Dragees, Tropfen oder als Brausepulver eingenommen werden. Auf Eisenspritzen wird so gut wie immer verzichtet werden können.

Eisen-Resorption

Die Einnahme von Eisen (oder auch die Spritzen) bringt kaum Vorteile, solange die Entzündung noch nicht ausreichend unterdrückt ist, da, bildlich gesprochen, „solange das Loch im Eimer nicht gestopft ist, das Wasser immer wieder herausfließen wird“. Zahlreiche Eisenpräparate sind in den Apotheken erhältlich. Sogenannte „dünndarmlösliche“ Präparationen oder Brausetabletten von Eisen-III-Glukonat sind nicht nur am verträglichsten, sondern führen auch am schnellsten zum Ausgleich der Anämie.

> Da – wenn einmal eine Anämie aufgetreten ist – die gesamten Eisenspeicher mehr oder weniger komplett entleert sind, muß Eisen zur Auffüllung der Speicher für mehrere Monate eingenommen werden.

Vitamin B_{12}

Resorption von B_{12}

Vitamin B_{12} zählt zu den wasserlöslichen Vitaminen. Im Gegensatz zu den übrigen B-Vitaminen wird es jedoch nur im terminalen Ileum, also dem untersten Dünndarmabschnitt, aufgenommen. Zuvor muß jedoch das Vitamin B_{12} eine Bindung mit dem Intrinsic Faktor eingehen, einem Eiweißmolekül, das der Magen produziert. Magenerkrankungen, wie eine atrophische Gastritis oder Operationen am Magen, können die Bildung des Intrinsic Faktors beeinträchtigen. Andererseits kann eine Erkrankung des terminalen Ileums oder aber eine Operation am terminalen Ileum die Aufnahme von Vitamin B_{12} unmöglich machen. Dieses Vitamin hat eine wichtige Aufgabe für die Bildung der Erythrozyten und der Nervenzellen. Ein chronischer Mangel kann zur Anämie und Nervenstörungen führen. Vitamin B_{12} kann im Blutserum gemessen werden. Wichtiger ist jedoch die Frage, ob das Vitamin auch resorbiert werden kann. Dies wird mit dem *Schillingtest* überprüft, bei dem eine kleine Menge von radioaktiv markiertem Vitamin B_{12} eingenommen wird und anschließend die Ausscheidung im Urin (als Maß für die Resorption) geprüft wird. Bei nachgewiesenen Mangelzuständen muß das Vitamin monatlich in den Muskel gespritzt werden, eine Maßnahme, die für den Rest des Lebens erforderlich ist.

Funktion von B_{12}

Antidiarrhoika

(Mittel zur Bekämpfung des Durchfalls)

Diarrhoe ist der medizinische Fachausdruck für Durchfall. Durchfall gehört wie die Bauchschmerzen zu den häufigsten Symptomen bei Morbus Crohn. Patienten mit Morbus Crohn können aus mehreren Gründen Durchfall bekommen:

a) Über die entzündeten Schleimhautpartien tritt regelmäßig Gewebswasser zusammen mit Eiweiß, Mineralien und Bestandteilen des Blutes aus; dadurch kann die Gesamtflüssigkeit im Darm dermaßen vermehrt werden, daß es zu Durchfall kommt.

   Therapie der Wahl: antientzündliche Behandlung des Morbus Crohn.

b) Die entzündete und verdickte Darmwand ist in ihrer Eigenbeweglichkeit verlangsamt, dadurch sind die normalen peristaltischen Bewegungen nicht mehr möglich, die Fähigkeit zur Rückresorption von Flüssigkeit geht verloren. Die Folge ist zuviel Wasser im Darminnern und dadurch Durchfall.

   Therapie der Wahl: antientzündliche Behandlung des Morbus Crohn.

c) Wenn mehr als nur wenige Zentimeter des terminalen Ileums erkrankt sind, also die Entzündung auf 30 cm und mehr ausgedehnt ist, dann kann die Rückaufnahme der Gallensäuren beeinträchtigt sein. Die Gallensäuren sind Bestandteil der Galle. Die Galle hilft bei der Verdauung von Fett, indem das Fett durch die Galle in winzig kleine Fettkügelchen aufgeteilt wird, als entscheidende Voraussetzung für den Angriff des Fett zerlegenden Enzyms Lipase. Die Gallensäuren werden durch die Aktion der Lipase wieder frei und mit der Eigenbeweglichkeit des Dünndarms immer weiter nach unten transportiert. In den letzten Dünndarmabschnitten werden die Gallensäuren rückresorbiert und zur Leber zurücktransportiert, wo sie erneut mit der Galle ausgeschieden werden; damit ist der Darm-Galle-Kreislauf geschlossen. Gelangen nun die Gallensäuren unplanmäßig in das Kolon, so rufen sie dort eine Reizung der Schleimhaut hervor und als Ergebnis kommt es zu Durchfall.

Therapie der Wahl: Colestyramin.

d) Eigentlich sehr selten ist durch den Morbus Crohn auch die Resorption der Nahrung beeinträchtigt. Meistens sind die für die Resorption verantwortlichen Dünndarmabschnitte frei von Krankheit. Wenn aber eine Beteiligung von Zwölffingerdarm und/oder oberer Dünndarm besteht, dann kann die Ausnutzung der Nahrung behindert sein. Vermehrte breiige Stühle sind die Folge.

Therapie der Wahl: Kost mit mittelkettigen Triglyzeriden (MCT z. B. Ceres®), Enzympräparate.

e) Ausgeschlossene Darmschlingen, gelegentlich auch Darmverengungen mit den dazu gehörenden Aufweitungen des Darms, die vor den engen Stellen liegen, können die Ursache von Durchfällen sein. Die auf solcherweise gestauten Darmschlingen begünstigen die Besiedlung mit Bakterien, die normalerweise in diesen Darmabschnitten nicht zu finden sind. Durch diese Bedingungen kommt es neben einer Fehlverdauung auch zu einer Verflüssigung, was ebenfalls Durchfälle nach sich zieht.

Therapie der Wahl: Resektion des betroffenen Segmentes; antibiotische Behandlung.

f) Wenn große Teile des Dickdarms durch die Krankheit betroffen waren und eine narbige Ausheilung stattgefunden hat, kann es ebenfalls zu Durchfall kommen. Hierdurch kann die normale Kolonfunktion so gestört sein, daß die zur Verfügung stehende gesunde Fläche zur Rückresorption von Wasser nicht mehr ausreicht und der solcherart Betroffene Durchfälle bekommt.

Therapie der Wahl: Antidiarrhoika.

g) Fisteln, krankhaft entstandene neue Verbindungswege können die Passage ganzer Darmabschnitte stillegen. Fistelverbindungen beispielsweise zwischen Duodenum und Colon transversum, Jejunum zum Sigma oder terminalen Ileum zum Sigma sind jeweils Kurzschlüsse, die große Darmabschnitte ausschalten, auch hier wird die Folge Durchfall sein.

Therapie der Wahl: Operation der Fistel.

Was auch prinzipiell bei der Behandlung eines Morbus Crohn zu beherzigen ist, nämlich die Analyse der Situation vor der Therapie, gilt auch für die Behandlung der Diarrhoe. Zuerst heißt es, die pathophysiologische (krankmachende) Bedingung zu erkennen, die in der Regel einen der oben genannten Punkte (oder einer Kombination) zugeordnet werden kann, danach kann der Durchfall behandelt werden.

Antidiarrhoika verlängern die Darmpassage, genauer die Transitzeit also die Verweildauer der Speisen bis zur Ausscheidung. Hierzu zählen: Loperamid, Diphenoxalyt und „Stopfpulver".

Imodium® — *Loperamid* gibt es in Form von Tabletten oder Tropfen (Imodium® 1 Tablette = 20 Tropfen). Loperamid verzögert die Passage. Loperamid wird dann eingenommen, wenn man Stuhlgang hatte und nicht so bald wieder haben will. Loperamid kann bis zu sechsmal in 24 Stunden eingenommen werden. Wenn die Darmpassage sehr rasch ist, sind die Tropfen wirksamer als die Tabletten.

Reasec® — *Diphenoxylat* wirkt ähnlich wie Loperamid. Diphenoxylat (Reasec®) gibt es in Form von Tabletten. Hiervon können bis zu 3 in 24 Stunden genommen werden.

Stopf-Pulver — Für *„Stopf-Pulver"* gibt es unterschiedliche Rezepte. Sie werden zumeist nach den persönlichen Erfahrungen des Arztes zusammengemischt.

Colestyramin (Quantalan®) eignet sich am besten für die Bindung der überschüssigen Gallensäuren, die notwendig wird, wenn die Funktion des terminalen Ileum ausgefallen ist. Colestyramin adsorbiert die Gallensäuren. Der gebundene Komplex wird mit dem Stuhl ausgeschieden. Die Gallensäuren können in dieser Bindung keinen weiteren schädlichen Einfluß auf die Kolonschleimhaut ausüben. Wenn zur Kontrolle des Durchfalls sehr viel Colestyramin (3 × 1 Beutel) eingenommen werden muß, kann möglicherweise die Fettverdauung darunter leiden.

8. Chirurgische Therapie

– Wann eine Operation notwendig wird und was bei einem operativen Eingriff gemacht wird.

Die meisten Patienten mit Morbus Crohn müssen zu irgend einem Zeitpunkt ihres Lebens wegen der Krankheit operiert werden. Eine Operation erscheint zwar fast immer als gefährliche Bedrohung. Daß es dazu nicht kommt, sondern daß eine Operation dann auch zur entscheidenden Besserung der Krankheitssituation führt, soll hier ausführlich besprochen werden. Sinn und Zweck der Arztbesuche und Kontrolluntersuchungen in regelmäßigen Abständen ist es nämlich, den richtigen Zeitpunkt zur Operation auszuwählen und damit mögliche Gefahren, die durch eine Notoperation entstehen könnten, gar nicht aufkommen zu lassen. Auch bei sehr guter ärztlicher Betreuung und durch vollkommen richtige medikamentöse Behandlung (oder auch korrekte Nichtbehandlung, denn nicht jeder muß zu jedem Zeitpunkt auch medikamentös behandelt werden) wird bei der Mehrzahl der Betroffenen irgendwann eine Operation anstehen. Das liegt in dem natürlichen Verlauf der Krankheit, der bei Abheilung der geschwürigen Veränderungen im Darm zur Einengung (Stenose) des Darms führt, was das Zeichen für einen beginnenden Darmverschluß ist. Ein solches Ereignis sollte normalerweise vorhergesehen werden, damit die Notfall-Operation vermieden wird. Plötzlich auftretende, krampfartige, starke Bauchschmerzen, evtl. in Verbindung mit Übelkeit und Erbrechen, sind Krankheitszeichen, die auf einen beginnenden Darmverschluß hindeuten. Anfänglich lösen sich solche Zustände, die am ehesten nach dem Verzehr von zu „groben“ Nahrungsmitteln (Tomatenschalen, Traubenschalen, grobe Körner, große Fleischstücke mit Bindegewebsanteilen, verschluckte Apfelsinensegmente u. a.) oder versehentlich verschluckte Fremdkörper (Kirschkern, Mirabellenkern usw.) eintreten. Nichts essen, Ruhe, krampflösende Zäpfchen (z. B. Buscopan®) oder auch nur Abwarten lösen meistens den akuten Zustand mit Darmkrämpfen und schon wenige Stunden später ist alles wie zuvor – nämlich gut. Wenn solche Zustände immer häufiger auftreten, dann wird es Zeit, auch eine Operation ins Auge zu fassen. Ohne Änderung der Behandlung oder vielleicht auch durch das Versagen konservativer Therapiemaßnahmen wird dann die Operation unvermeidlich.

Notoperation vermeiden

Stenose

Die Operation einer Stenose (Darmverengung) ist der häufigste chirurgische Eingriff bei Morbus Crohn. Aber es gibt natürlich noch viele andere Gründe, weshalb wegen eines Morbus Crohn operiert wird oder operiert werden muß. Der Chirurg unterscheidet zwischen den Notfalloperationen und den geplanten (in Chirurgensprache „elektiven“ was heißt: Zum Zeitpunkt der Wahl) Eingriffen.

Gründe für *Notfalloperationen* sind u. a.:

- Darmverschluß (Ileus),
- Darmdurchbruch (Perforation),
- Bauchfellvereiterung (Peritonitis),
- Blutung (, wenn konservativ nicht beherrschbar) und
- toxische Darmerweiterung (toxisches Megakolon).

Gründe für *planbare Operationen* (Elektiv-Eingriffe):

- chronischer Darmverschluß (Ileus),
- drohender Darmverschluß (Subileus),
- Fisteln (neu entstandene Verbindung zu anderen Organen),
- „Versagen" konservativer Therapiemaßnahmen,
- Wachstumsverzögerung,
- unbeeinflußbare extraintestinale Manifestationen.

Notfalloperationen

Warnsignale

Die medizinische Betreuung des Patienten mit Morbus Crohn sollte so gut und gewissenhaft sein – mit regelmäßigen Kontrollterminen –, daß Notfalloperationen möglichst vermieden werden können. Aber das bedeutet auch, daß der Betroffene die Kontrolltermine beim Arzt wahrnimmt und bei neu oder stärker auftretenden Krankheitszeichen seinen Arzt um Rat fragt. Das gilt insbesondere auch für Krankheitszeichen, die erst einmal nicht mit dem Bauch (Darm) in Beziehung zu bringen sind, wie starke Rückenschmerzen, Hüftschmerzen, Schmerzen beim Laufen oder Anheben des Beines, Beschwerden beim Wasserlassen, an der Blase, Beschwerden beim Geschlechtsverkehr, Beschwerden im Genitalbereich, aber auch schlecht heilende Wunden der Haut oder ein rotes Auge. In all diesen Situationen sollte zunächst der behandelnde Arzt befragt werden – und nicht gleich der Spezialist aufgesucht werden. Solche Krankheitszeichen können auch Warnzeichen oder Vorboten einer drohenden Notoperation werden, die es zu vermeiden gilt. Aus den verschiedensten Gründen kommt es aber doch immer wieder zum Notfall mit den Ursachen wie voranstehend zusammengestellt.

Erhöhtes Risiko

Notfalloperation heißt immer, daß akut etwas passiert ist, was so schnell wie möglich chirurgisch repariert werden soll. Wenn immer möglich wird der Chirurg so viel Zeit verstreichen lassen wie nötig, um eine komplette Information für die Krankheitssituation zu erlangen, damit er dann weiß, was ihn bei der (wahrscheinlich vorzunehmenden) Eröffnung des Bauchraumes erwartet und er somit die Art des Eingriffs schon vorhersagen kann. Notoperation heißt auch, daß eventuell nicht der Chirurg der Wahl – im weitesten Sinne auch das Krankenhaus der Wahl, der Ort der Wahl oder das Land der Wahl – die Operation vornimmt. Und das bedeutet dann mit letzter Konsequenz: eventuell nicht die neueste Technik, nicht der versierteste Operateur, nicht die richtige Indikation und auch vielleicht nicht die richtige Therapieentscheidung. Außerdem bedeutet es ein wesentlich höheres Risiko. Ein normaler, d. h. geplanter Eingriff hat nur ein geringes Risiko, daß die Operation nicht überlebt wird, daß etwas schief geht, daß eine Komplikation eintritt, daß es zu einem Narkosenzwischenfall kommt, daß eine Wundheilungsstörung eintritt. Eine Notoperation ist immer in jeder Hinsicht riskanter.

Um es noch einmal zu wiederholen: Regelmäßige Kontrollen, regelmäßige Arztbesuche bei einem erfahrenen Arzt sollten das Auftreten von Notsituationen vorhersehen lassen, so daß deren Eintritt durch einen rechtzeitigen operativen Eingriff zum Zeitpunkt der Wahl (Elektiv-Operation) vermieden werden kann.

Der elektive operative Eingriff

Bei einer planbaren Operation wird der zerstörte Darm entfernt – wie die Chirurgen sagen: reseziert – und der gesunde Darm wieder vereinigt. Der Eingriff wird „so sparsam" wie irgend möglich gehalten, um möglichst wenig Darm zu entfernen, damit möglichst viel gesunder Darm erhalten bleibt. Der Chirurg verhält sich also grundsätzlich anders, als bei der Karzinomchirurgie (Operation wegen Krebserkrankungen), bei der möglichst viel – weit im Gesunden – entfernt wird. Dennoch wird der Chirurg darauf achten, das sichtbar Erkrankte vollständig zu entfernen.

Sparsame Resektion

Wenn die Erkrankung schon längere Zeit bekannt ist und an mehreren Stellen des Darms enge Stellen sind, die betroffenen Regionen jedoch nur kurzstreckig verengt sind, kann ein noch konservativeres Operationsverfahren angewandt werden, bei welchem auf eine Darmentfernung verzichtet werden kann: Die Striktur-Plastik (englisch: stricture plasty). Hierbei wird der eingeengte (stenosierte) Darmteil – die Striktur – längs eingeschnitten und quer vernäht, was den ursprünglich verengten Darmabschnitt erweitert (s. Abb. 14). Mit einer solcherart konservativen Chirurgie wird kein Zentimeter Darm geopfert und auch die Verengung gut erweitert – über Dauererfolge ist allerdings noch nicht das letzte Wort gesprochen.

Striktur-Plastik

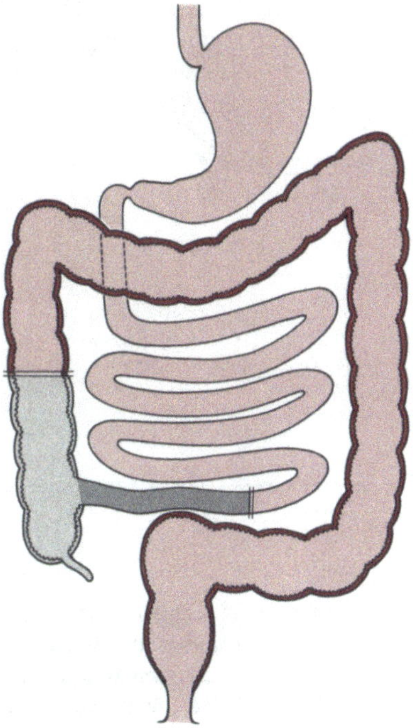

Abb. 13 a Morbus Crohn: Zustand vor der Operation. Betroffene Abschnitte: terminales Ileum, Zökum und Teile des C. ascendens. = Resektionsgrenzen.

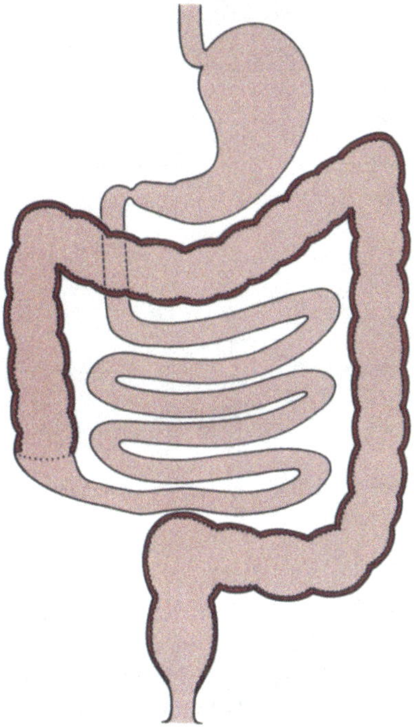

Abb. 13 b Morbus Crohn nach der Operation: Zustand nach Resektion von Ileum, Zökum (Appendix) und Teilen des C. ascendens: Ileoascendostomie.

Besprechung der Operationsindikation im einzelnen:

Ileus (Darmverschluß)

Darmverschluß

Bei Ileus wird nach entsprechender Indikation reseziert oder das Striktur-Plastik-Verfahren angewandt. Der gesunde Darm wird nach Resektion des erkrankten Abschnittes wieder End-zu-End mit einreihiger Nahttechnik vereinigt. Die Gefahr eines künstlichen Darmausganges besteht nicht.

Fisteln

Bei Fisteln handelt es sich ja um unnatürliche, krankheitshalber neu entstandene Verbindungen zwischen dem erkrankten und verengten Darm (meist das terminale Ileum oder Zökum, aber auch andere Gebiete sind möglich) und anderen Organen, wie: anderer Darm, Haut, Harnblase, Va-

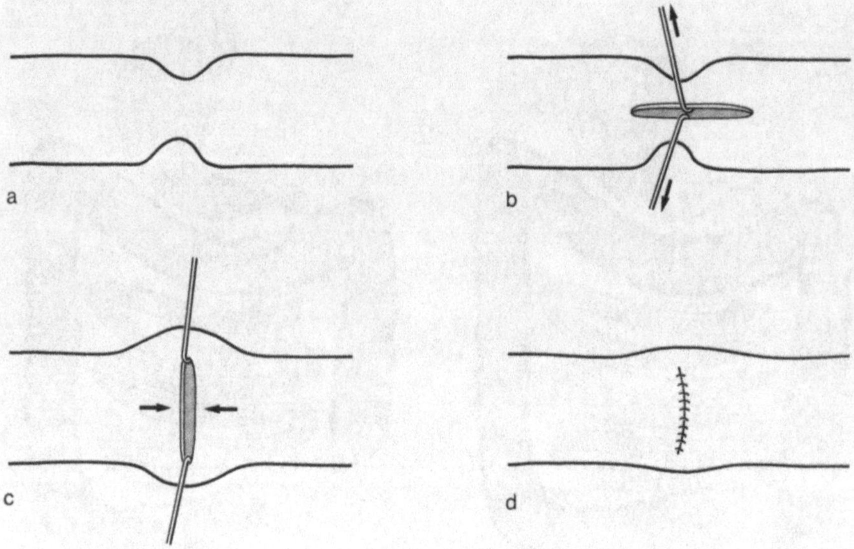

Abb. 14 Strikturplastik: a) narbig verengter Darm schematisch im Längsschnitt; b) der Darm wird an der narbigen Stelle längs eingeschnitten und in der Mitte des Schnittes mit 2 Haltefäden auseinander gezogen; c) nach dem Auseinanderziehen ist der Darm an der verengten Stelle erweitert; d) die eröffnete Stelle wird quer vernäht – die enge Stelle ist beseitigt.

Fisteloperation

gina und Rückenmuskulatur, um nur die häufigsten zu nennen. Eine Operation bei einem Fistelleiden kann nur dann erfolgreich sein, wenn das Fistel verursachende-Darmsegment zusammen mit der Fistel entfernt werden kann. Die Organe, zu der die Fistel führt, sind meist nicht durch Morbus Crohn erkrankt, so daß ein einfaches Ausschneiden der Fistel und Übernähen des (durch Fistel und Ausschneiden entstandenen) Defektes ausreicht. Wichtig ist, die Quelle der Fistel vollständig zu beseitigen. Dies gelingt immer dann gut, wenn die betroffenen Segmente kurzstreckig sind, wird aber immer dann problematisch, wenn langstreckige Darmabschnitte durch Morbus Crohn verändert sind, und wenn die Fistel vom erkrankten Enddarm ihren Ursprung nimmt. Dann kann es notwendig werden, vorübergehend – oder aber auf Dauer – einen künstlichen Darmausgang zu schaffen.

Versagen der konservativen Therapiemaßnahmen

Wenn aus diesem Grunde operiert wird, hat der behandelnde Arzt versagt, weil er nicht die richtige Behandlungstrategie verordnet oder durchgesetzt hat; der Betroffene versagt, weil er nicht bereit oder willens war, die empfohlene Behandlung auch konsequent zu befolgen; oder der Krankheitsprozeß an sich so aktiv ist, daß auch die besten Medikamente die Situation nicht mehr zum Positiven wenden konnten. Bei der Operation werden dann die erkrankten Darmpartien entfernt und, sofern eine Wiedervereinigung des Darms möglich ist, wird diese nach den Prinzipien der Crohn-Chirurgie (sparsam, End-zu-End) durchgeführt. Je nachdem, ob das Rektum (der Enddarm) betroffen ist oder nicht, wird eventuell ein künstlicher Darmausgang notwendig werden.

Nicht ansprechen der medikamentösen Behandlung

Wachstumsverzögerung

Diese Operationsindikation betrifft Kinder und Jugendliche. Hier wird die Operation bei Wachstumsverzögerung empfohlen, wenn das verzögerte Wachstum auf den Morbus Crohn zu beziehen ist oder aber durch die Kortison-Behandlung verursacht ist. Eine Operation verspricht dann Erfolg, wenn die Ausdehnung der Krankheit so begrenzt ist, daß durch eine Resektion die erkrankten Darmanteile entfernt werden können.

Auswirkung auf das Knochenwachstum

Extraintestinale Manifestationen

Extraintestinale Manifestationen, die durch konservative Therapieverfahren nicht beherrscht werden können, sind sozusagen ein Sonderfall des Versagens der konservativen Therapie. Sehr selten wird hier eine Operationsindikation gegeben sein. Die Operationstechnik entspricht auch hier der bei anderen Indikationen.

Probleme an Augen, Gelenken und der Haut

Die hier nicht näher beschriebenen weiteren Notfallindikationen sind glücklicherweise selten. Sie zu verhindern, ist das wichtigste Ziel. Die Operationen erfolgen immer, um das Leben zu retten. Das Risiko ist durch die Art der Komplikationen groß. Das Problem muß jeweils individuell nach Situation angegangen werden.

Über die Durchführung der Operation

Standard-Operation

Die Standardoperation besteht in der Entfernung eines Teiles des untersten Dünndarms und des Anfangsteiles des Dickdarms, d. h.

Wie operiert wird

Ileocoecalresektion = Entfernen vom terminalen Ileum und Anfangsteil des Kolons (siehe Abb. 13 a): dadurch kommt es zur

Ileoascendostomie = Neuanschluß des Dünndarms an den aufsteigenden Dickdarm (siehe Abb. 13 b). Wenn auch Teile des Colon ascendens und des Colon transversum befallen sind, ist die Operation eine

Ileotransversostomie = Neuanschluß des Dünndarms an den querverlaufenden Dickdarm.

Von der Funktion, vom Resultat her besteht kein Unterschied im Endergebnis der Operation (Ileoascendostomie oder Ileotransversostomie), welches in der Regel ausgezeichnet ist.

Sorgfältig ansehen

Messen

Sparsam entfernen

Sorgfältig anschließen

Je nach chirurgischer Schule wird der Bauchschnitt in der Mittellinie oder etwas rechts in Bauchnabelhöhe nach unten angelegt und bei Bedarf nach oben erweitert. Nach Eröffnen des Bauchraumes werden Dünn- und Dickdarm gründlich inspiziert und vermessen (Länge des Dünndarms normalerweise 5 m). Die stark erkrankten Darmabschnitte werden herausgelöst und vom gesunden Darm abgetrennt. Die gesunden Darmabschnitte werden anschließend bündig aneinandergelegt und End-zu-End einschichtig, einreihig mit einem resorbierbaren Nahtmaterial aneinandergenäht, so daß keine Lücke zwischen Darmenden bleibt. Die Dichtigkeit der Anastomose (so wird die neue Verbindung genannt) und auch die Korrektheit der Resektion (ob auch alles erkrankte Gewebe entfernt wurde) kann noch während der Narkose durch ein eingeführtes Endoskop überprüft werden. Anschließend wird der Bauchraum nach möglichen Läsionen abgesucht und die Bauchdecke Schicht für Schicht mit Naht oder Klammern verschlossen.

Nach der Narkose

Nach der Narkose

Das erste, was der aus der Narkose erwachende Patient bemerkt, sind die vielen Schläuche in und um ihn herum. Ein Schlauch kommt aus der Nase heraus. Dies ist eine dünne Sonde, die durch die Nase und die Speiseröhre bis in den Magen eingeführt ist, damit der Mageninhalt ablaufen kann und somit Übelkeit und Erbrechen verhindert werden. Nach so einer Operation ist der Darm zunächst in seiner Funktion gelähmt. Die Rückkehr der normalen Funktion kündigt sich durch Darmgeräusche und Abgehen von Gas und Stuhlgang an. Dann kann auch die Magensonde entfernt werden, Getränke und flüssige Mahlzeiten werden angeboten.

Krankenhausaufenthalt

Nach wenigen Tagen wird bereits eine weitgehend normale Kost gereicht. Die Zeit im Krankenhaus nach der Operation beträgt zwei bis drei Wochen. Rund sechs Wochen nach der Operation sollten die ursprünglichen Kräfte zurückgekehrt sein und der Patient sich in einem ausgezeichneten Gesundheitszustand befinden.

Katheter zur Harnblase

Nach einer Operation, bei der das Bauchfell eröffnet wurde, kann für einige Tage das Wasserlassen schwierig werden. Um eine Überdehnung der Harnblase zu vermeiden, wird ein Katheter in die Blase eingelegt, der dann wenige Tage nach der Operation wieder entfernt wird.

Thrombose

Ein allgemeines Risiko, das mit jeder Art von Ruhigstellung verbunden ist, ist die Thrombosegefahr. Zu lange Ruhe erhöht die Bereitschaft des Blutes zu gerinnen, so daß eine Thrombose entsteht. Löst sich dann ein Teil des Thrombus (Blutgerinnsel), so kommt es zur Lungenembolie. Um dieser Gefahr zu begegnen, werden die Patienten nach der Operation angehalten, sich so früh und so viel wie möglich zu bewegen: Aufstehen am ersten Tag, ständige Bewegung der Beine im Bett, Kranken- und Atemgymnastik.

9. Fistel

– Gesichtspunkte zur Behandlung von Fisteln bei Morbus Crohn

Fisteln zählen zu den unangenehmsten Komplikationen des Morbus Crohn. Normalerweise nehmen sie ihren Ursprung in einem erkrankten Darmsegment. Dort ist dann ein Geschwür soweit in die Tiefe gegangen, daß die Darmwand als Organgrenze überschritten wurde. Die nachfolgenden Keime besorgen dann den Rest, denn sie gelangen dadurch ebenfalls in die Umgebung des Darmes, rufen Entzündung hervor und diese Entzündung breitet sich meist von oben nach unten aus. Irgendwann wird dann eine neue Oberfläche erreicht, zumeist die Haut in unmittelbarer Nachbarschaft zum After. Wenn der Keimaustritt sehr massiv ist und viel Gewebe zugrunde geht, kommt es vor der Entstehung der Fistel zu einer meist sehr schmerzhaften Eiteransammlung, häufig in Verbindung mit Fieber, dem sogenannten Abszeß. Dabei kann die eitrig einschmelzende Entzündung so massiv werden, daß noch vor der Entstehung der Fistel, die Erleichterung bringen würde, chirurgisch entlastet werden muß (nach dem Grundsatz „ubi pus, ibi evacua“ = wo Eiter ist, muß entleert werden). Dieser Eingriff zählt zu den kleineren chirurgischen Maßnahmen, die gelegentlich auch in lokaler Betäubung vorgenommen werden können. Nach der Operation kann der Eiter abfließen. Die Wundhöhle heilt je nach den Grundbedingungen mehr oder weniger schnell ab. Meist bleibt jedoch an der Stelle des Einschnittes eine Fistelöffnung zurück, aus der sich immer wieder eine Flüssigkeit absondert.

Geschwür

Abszeß

Fistel

Die Fisteln unterscheiden sich durch ihre Größe – beispielsweise wie breit die Verbindung zum Darm ist. Dabei sind alle Variationen möglich: daumendicke Fistelabgänge bis zu mikroskopisch feinen Kanälchen, die sich auch durch keine medizinische Maßnahme darstellen lassen. Wenn die Verbindung etwas dicker ist, gelingt es sehr häufig, durch Anspritzen mit einem Röntgenkontrastmittel den Fistelgang zu füllen, den Abgang in den Darm zu lokalisieren und das Ganze mit einer Röntgenaufnahme zu dokumentieren.

Fistelgang

Wichtigster Gesichtspunkt bei der Behandlung von Fisteln ist der, daß nicht der untere Ausgang verstopft, so lange der obere Ursprung noch aktiv, noch offen ist. Und, so lange sich aus einer Fistel Flüssigkeit, Stuhl oder Luft entleert, ist davon auszugehen, daß der Anfangsteil der Fistel auch offen ist. Verschließt sich in einer solchen Situation der Ausgang, so kommt es zu Beschwerden (Schmerzen, Entzündung) und eventuell zu einer Ausdehnung des Fistelsystems mit Verzweigung.

Fistelöffnung

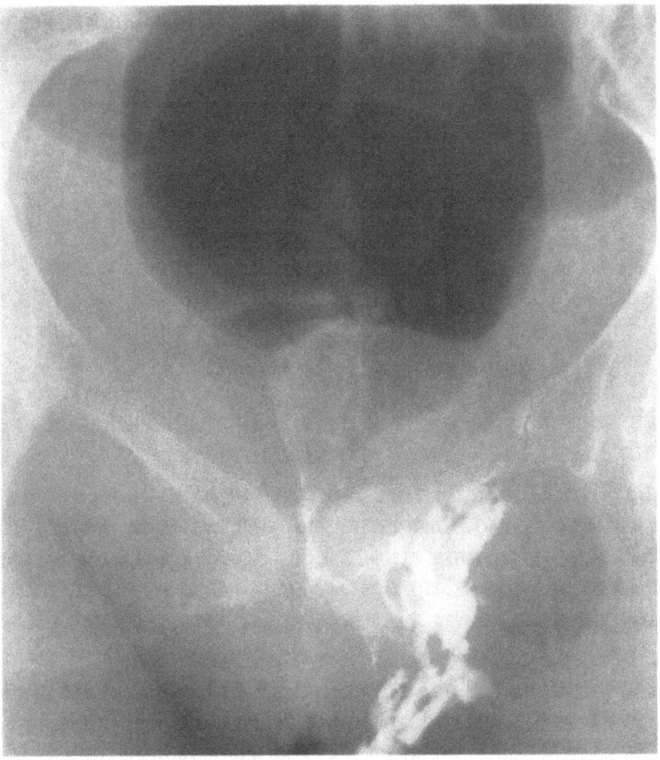

Abb. 15 Röntgenologische Fisteldarstellung: Nach Einspritzen von Röntgenkontrastmittel in die Fistelöffnung füllt sich ein fuchsbauartiges Fistelsystem, das Anschluß an den Enddarm hat.

Normalerweise bleibt der Fistelausgang von alleine offen. Das ist auch gut so, denn die Ausheilung der Fistel muß aus der Tiefe erfolgen und die äußere Öffnung darf sich erst zuletzt verschließen.

Einige Gesichtspunkte über Fisteln

Die Fisteln können eingeteilt werden in:

- perianale Fisteln (Fisteln in der Nähe des Afters);
- interenterische Fisteln (Fistel zwischen Darmstücken);
- enterokutane Fisteln (Fistel zwischen Darmund Haut);
- blind endigende Fisteln (die Fistel hat noch nicht vollständig an eine andere Oberfläche Anschluß gefunden);
- Fisteln zur Harnblase;
- Fisteln zur Vagina.

Gar nicht so selten sind Mehrfach-Fisteln anzutreffen, also mehrere perianale Fisteln und eine interenterische usw. Selten werden durch die Fisteln andere Organe einbezogen. Die häufigste Fistelart sind die perianalen Fisteln.

Perianale Fisteln

Fisteln am Darmausgang

Dies bedeutet so viel, wie Fisteln um den After (Anus) herum. Wobei der Fistelursprung zumeist im Rektum (Enddarm) zu suchen ist, gelegentlich aber auch aus dem Sigma (Krumdarm) oder dem terminalen Ileum kommen kann. Perianale Fisteln kommen auch bei Menschen vor, die nicht an Morbus Crohn leiden, dann entstehen die Fisteln zumeist in entwicklungsgeschichtlich angelegten Gängen, was gelegentlich auch bei Patienten mit Morbus Crohn zutrifft.

Schließmuskel

Wenn die perianale Fistel Anschluß zum Rektum hat, muß mit einer Fisteldarstellung geprüft werden, ob der Fistelgang oberhalb oder unterhalb des Schließmuskels seinen Ursprung nimmt. Dies ist entscheidend für die Behandlung, da Fisteln, die oberhalb des Schließmuskels abgehen, nicht chirurgisch gespalten werden dürfen, weil sonst der Schließmuskel in Gefahr gerät.

Ausheilungschancen sind dann immer gut, wenn der Enddarm nicht ernstlich durch Morbus Crohn betroffen ist, oder wenn es gelingt, die Veränderungen zur Abheilung zu bringen. Die allgemeinen und speziellen Behandlungsprinzipien bestehen in einer wirksamen antientzündlichen Behandlung der Veränderungen im Darm, den Fistelausgang offen zu halten und bei Eiteransammlung rasche chirurgische Entlastung zu verschaffen.

Die wirksame antientzündliche Behandlung

besteht in der Regel aus einer Behandlung mit Prednisolon und Salazosulfapyridin oder auch Mesalazin. Bei sehr ausgedehnten Veränderungen kann eventuell mit immunsuppressiven Medikamenten kombiniert werden. Alternativ können auch Elementardiäten, parenterale Ernährung oder vorübergehend ein künstlicher Darmausgang (Anus praeter mit Stoma) notwendig werden. Diese Maßnahmen sind jedoch komplizierten Verläufen vorbehalten und ersetzen nicht die zusätzliche medikamentöse Therapie. Unabhängig davon hat sich bei einzelnen Patienten eine antibiotische Behandlung mit

Metronidazol

Metronidazol (800 – 1200 mg, z. B. Clont®) entweder in Form von Suppositorien (Zäpfchen) oder Tabletten als erfolgreich gezeigt. Die Behandlung muß jedoch langfristig (6 – 12 Monate) angelegt sein.

Fistelausgang offen halten

Pflege

hat auch etwas mit der täglichen Pflege und Reinhaltung zu tun. Regelmäßiges Waschen nach jedem Stuhlgang. Häufige Erneuerung von Einlagen. Ausspülen der Fisteln mit Wasser oder einer antiseptischen Lösung. Sitzbäder, Einlegen von Gaze oder auch eine Fadendrainage können geeignet sein, die Fistel sauber und rein zu halten und die Ausheilung aus der Tiefe heraus zu fördern.

Bei *Eiteransammlung* muß rasch *chirurgisch entlastet* werden.

Operation

Perianalfisteln können auch operiert werden. Sie sollten immer dann operiert werden, wenn die Voraussetzungen dafür gegeben sind, so z. B. bei den sogenannten tiefen Fisteln, deren Ursprung unterhalb des Schließmuskels liegt; bei Fisteln, die den entwicklungsgeschichtlich vorgeformten Gängen folgen; bei Fisteln, die sicher keinen Anschluß an das Rektum haben; bei Fisteln, bei denen der Ursprung nicht aus einem erkrankten Gebiet erfolgt.

Fistel breit eröffnen

Fibrinverklebung

Eine neue, elegante Methode ist die Verklebung der Fisteln mit Fibrin. Auch wenn wissenschaftlich die Erfolgsrate der Fibrinklebung noch nicht belegt werden kann, ist nichts dagegen einzuwenden, unter bestimmten Voraussetzungen das Verfahren anzuwenden. Erfolge können dann erwartet werden, wenn keine Sekundärinfektion vorliegt (die Fistel weitgehend rein und sauber ist, nicht eitert und nicht entzündet ist), wenn das Ursprungsgebiet nicht massiv verändert ist, die Darmentzündung nicht aktiv ist und das Verfahren sorgfältig und gewissenhaft durchgeführt wird.

Fibrinkleber

Interenterische Fisteln

So heißen Fisteln zwischen einzelnen Darmabschnitten. Diese unnatürlichen Verbindungen zwischen einzelnen Darmteilen nehmen zumeist an oder vor einer Verengung des Darms ihren Ausgang. Meist erfolgt der Anschuß an ein tiefer gelegenes Darmstück. Je nach Größe der Fistel wird dadurch die Verweildauer der Speisen im Magen-Darm-Trakt verkürzt. Fehlausnutzungen können die Folge sein.

Fisteln zwischen einzelnen Darmabschnitten

Nur ausnahmsweise heilen solche Fisteln spontan. Auch Heilungen unter medikamentöser oder konservativer Therapie sind nicht häufig. Die Therapie der Wahl ist die Operation mit Entfernung des verengten Darmteils und Ausschneiden der Fistel. Dieses Vorgehen ist auch im Sinne der Vorsorge richtig. Denn wenn bei Morbus Crohn Krebserkrankungen auftreten, dann treten sie im Bereich von Engstellen oder langjährigen Fisteln auf.

Enterokutane Fisteln

Verbindung zur Haut

Als enterokutan werden Fisteln dann bezeichnet, wenn sie im Darm ihren Ursprung nehmen und zur Haut ziehen. Dieser Definition entsprechen auch die meisten perianalen Fisteln, die aber wegen ihrer Sondersituation in der Nähe des Enddarms als eigene Gruppe geführt werden. Nur die wenigsten enterokutanen Fisteln sind spontan entstanden. Die Mehrzahl dieser Fisteln haben sich aus dem Operationsgebiet, Wunden, Narben oder Drainagekanälen entwickelt. Wenn die Fisteln postoperativ (= im Anschluß an eine Operation) auftreten, so ist die Wahrscheinlichkeit groß, daß sie sich auch während des darauf folgenden halben Jahres wieder schließen. Dann ist es gut. Aber auch Wiedereröffnungen sind möglich. Enterokutane Fisteln, die sich nicht schließen sollten, müssen ebenfalls operiert werden.

Blind endigende Fisteln

Unvollständige Fisteln

Blind endigende Fisteln sind Fisteln, die noch in der Entstehung sind. Sie haben sich gewissermaßen nicht so weit entwickeln können, daß sie an eine andere, innere oder äußere Oberfläche Anschluß gewinnen konnten. Sie sind daher noch unvollständig (sozusagen zum Glück). Meistens nehmen sie ihren Ursprung im terminalen Ileum (oder der Ileozökalregion) und entwikkeln sich in Richtung der großen Rückenmuskulatur. Fast immer kann dann auch ein entzündlicher Konglomerattumor getastet werden. Hierbei sollten Behandlungsversuche mit Medikamenten unterbleiben. Eine Operation mit Entfernung des Darmteils, aus dem die Fistel ihren Ursprung genommen hat, gilt als Therapie der Wahl.

Fisteln zur Harnblase

Luft beim Wasserlassen

Fisteln zur Harnblase kündigen sich durch Blasenkatarrhe und rezidivierende Harnwegsinfekte an. Symptome sind: Brennen beim Wasserlassen, häufiges Wasserlassen, Schmerz in der Blasengegend, Harndrang, trüber Urin, Abgang von Luft aus der Harnröhre (und in ausgeprägten Fällen auch Abgang von Kotpartikeln mit dem Urin). Die Therapie besteht in der Operation. Da die Harnblase nie eigenständig an Morbus Crohn erkrankt, sondern nur mitbetroffen ist, gelingt das chirurgische Vorgehen mit Ausschneiden der Fistel und dem Verschließen der Blase mittels einer Naht fast immer.

Fisteln zur Vagina

Die Fistel zur Vagina ist eine der gefürchtetsten Komplikationen des Morbus Crohn, da diese unnatürliche Verbindung zumeist auch auf eine Erkrankung des Rektums (= Enddarm) hinweist. Der Befall des Rektums ist therapeutisch besonders schlecht anzugehen und die Behandlungsergebnisse sind daher leider oft unbefriedigend.

Darmgase und Darminhalt

Wenn irgend möglich sollte eine Operation angestrebt werden. Erfolgversprechend wird diese jedoch nur sein, wenn der Fistelursprung sich auf ein kleines Erkrankungsgebiet im Rektum bezieht. Andernfalls müssen kombinierte Behandlungsverfahren überlegt werden, z. B.: Operation der Fistel unter dem Schutz eines Ileostomas und einer begleitenden immunsuppressiven Therapie.

Schlußbetrachtung

Die Fistel bei Morbus Crohn zeigt an, daß die Erkrankung schon über Jahre geht und die natürlichen anatomischen Grenzen des Darmes überschritten wurden. Zur Lösung, zur Besserung, zur Heilung muß zunächst die Situation in Ruhe analysiert werden – und wenn immer möglich eine chirurgische Reparatur angestrebt werden. Nur bei den Situationen in der Nähe des Enddarm-Schließmuskels und der Vagina sind kombinierte Behandlungsprinzipien angezeigt.

10. Diät

– Allgemeine und ganz spezielle Gesichtspunkte zur Ernährung

Individuelle Gesichtspunkte

Gesichertes Wissen über einen krankheitsverhindernden Wert einer Diät bei Morbus Crohn gibt es nicht. Diät – oder präziser, die Ernährung spielt bei Morbus Crohn jedoch eine große Rolle. Die Ernährung muß dabei der Situation angepaßt werden. Was daher für den einen gut ist, muß nicht auch für den anderen gut sein. Morbus Crohn ist zu 85% eine Erkrankung des terminalen Ileums. Nur bei sehr wenigen Menschen mit Morbus Crohn sind wesentlich höhere Abschnitte des Dünndarms mitbetroffen. Vom terminalen Ileum nach unten hat der Darm keinerlei Funktionen bei der Aufnahme von Nahrung. Vielmehr liegt die Hauptaufgabe der unteren Darmabschnitte darin, dem Körper das Wasser einzusparen. Die Ernährung bei Morbus Crohn kann daher überwiegend unter dem Gesichtspunkt betrachtet werden, daß normalerweise die Resorption der Nahrungsbestandteile unbeeinträchtigt erfolgen kann. Aber die unresorbierbaren Nahrungsbestandteile gelangen natürlich bei jedem Menschen in die tieferen Darmabschnitte, und dort können sie eventuell in besonderen Situationen nicht erwünscht sein. Deshalb ist die Ernährung auch unter dem Gesichtspunkt der unresorbierbaren Nahrungsrückstände zu betrachten. Diese Gesichtspunkte müssen mit der Ausdehnung und dem Entzündungsgrad in Übereinstimmung gebracht werden. Dem Entzündungsgrad kommt eine große Bedeutung zu, denn ist dieser hoch, verbraucht der Organismus viel Energie. Zur Aufrechterhaltung des Körpergewichtes werden daher große Kalorienmengen benötigt. Dabei soll die Kalorienzufuhr jedoch nicht einseitig sein, sondern ausgewogen wie bei der „normalen Ernährung“ – oder, anders ausgedrückt, die Nahrung soll in jeder Hinsicht ausbalanciert sein. Kohlenhydrate, Eiweiß, Fett, Mineralstoffe, Spurenelemente und Vitamine sind die entscheidenden Bestandteile einer ausgewogenen Kost.

Kohlenhydrate

Verdauung von Zucker

Kohlenhydrate sind wichtige Energielieferanten. Aus jedem Gramm gewinnt der Körper 4 Kalorien (Kcal). Die unterschiedlichen Zucker und Stärke sind die Hauptvertreter. Stärke wiederum besteht aus einer Vielzahl von Zuckermolekülen. Die verschiedenen Kohlenhydrate werden unter der Einwirkung von Enzymen gespalten und in die einzelnen Zucker zerlegt (volkstümlich sprechen wir von verdauen), so daß sie vom oberen Dünndarm aufgenommen werden können. Jeder Zucker benötigt aber sein eigenes Enzym. Glukose (Traubenzucker) kann ohne Enzyme aufgenommen werden. Honig besteht zum Beispiel überwiegend aus Glukose. Das, was wir üblicherweise unter Zucker verstehen – gewonnen aus der Zuckerrübe oder Zuckerrohr –, ist eine Verbindung aus Glukose und Fruktose. Zucker wird durch das Enzym Sucrase, das in der Dünndarmschleimhaut vorhanden ist, in die Einzelmoleküle zerlegt und danach aufgenommen. Laktose, der Milchzukker, besteht aus der Verbindung von Galaktose und Glukose, die unter der Einwirkung des Enzyms Laktase im Dünndarm gespalten wird und danach resorbiert wird. Stärke besteht aus ganz vielen Glukosemolekülen. Eine Verdauung der Stärke ist erst nach der Spaltung durch Amylase möglich. Das Enzym Amylase wiederum ist bereits im Speichel vorhanden, besonders viel produziert jedoch das Pankreas (Bauchspeicheldrüse). Die Weiterverarbeitung aller „Zucker" ist relativ ähnlich. Letztlich werden sie zu Kohlendioxyd und Wasser abgebaut, wobei die Energie entsteht, die der Körper zu einer ordnungsgemäßen Funktion benötigt. Wird die Energie nicht sofort benötigt, so wird der „Zucker" in Form von Glykogen in Muskel oder Leber bis zur weiteren Verwendung gelagert.

Milchzucker (Laktose)

Die Fähigkeit, Zucker zu verdauen, ist daher weitgehend an eine normale Funktion des Dünndarms gebunden. Der Dünndarm ist jedoch bei Morbus Crohn nur extrem selten auch in den Anfangsabschnitten – den Anteilen, in denen die Aufnahme der Nahrungsbestandteile erfolgt – betroffen. Daher ist nicht damit zu rechnen, daß Stärke oder Zucker nicht verdaut werden können, – positiv ausgedrückt:

die Verdauung der Kohlenhydrate läuft normal.

Laktose-intoleranz

Zwei Störungsquellen seien erwähnt: Die erste Störungsquelle liegt bei relativ vielen Erwachsenen und älteren Kindern darin, daß sie nicht in der Lage sind, Laktose zu verdauen, da in der Dünndarmschleimhaut zu wenig von dem Enzym Laktase gebildet wird. Die Folge der Fehlverwertung von Laktose ist, daß Milch und Milchprodukte, in denen der Milchzucker (die Laktose) vorkommt, schlecht verdaut werden können. Dies zeigt sich durch einen Blähbauch, Darmgeräusche, vermehrte Darmgase und durchfälligen Stuhl. Neugeborene besitzen eine gute Enzymausstattung ihres Dünndarms mit Laktase. Sie sind auch darauf angewiesen, da sie sich ja ausschließlich von Muttermilch ernähren. Muttermilch enthält – wie auch die Kuhmilch – Laktose. Nach dem Abstillen, vor allem wenn die spätere Nahrung wenig Milchprodukte enthält, nimmt bei manchen Kindern (und Erwachsenen) die Konzentration der Laktose im Dünndarm ab, so daß Milchprodukte nicht mehr einwandfrei verdaut werden können. Bei manchen Menschen stellt sich auch nach Perioden einer milchfreien Ernährung ein gewisser

Mangel an diesem Enzym ein. Das Enzymsystem ist jedoch trainierbar, d. h. langsam steigende Mengen werden immer besser vertragen. Patienten mit chronisch entzündlichen Darmerkrankungen unterscheiden sich daher nicht wesentlich von der Normalbevölkerung. Bei nachgewiesenem Laktasemangel können daher Milchprodukte nur begrenzt verdaut werden. Butter, Käse und Sauermilchprodukte (z. B. Joghurt) enthalten nur wenig Milchzucker und werden daher im allgemeinen besser als Milch vertragen.

Laktasemangel-Test

Einen Laktasemangel kann man durch einen einfachen Test – die sogenannte Laktosebelastung – nachweisen. Dabei wird eine bestimmte Menge Milchzucker in Tee gelöst getrunken, in gewissen Abständen der Blutzucker bestimmt – und beobachtet, ob Bauchweh, Rumoren, Darmgasbildung und Durchfall auftreten.

Ballaststoffe, Fasern, schlackenreiche Ernährung

Die zweite Störungsquelle kann aus Ballaststoffen resultieren. Ballast- oder Faserstoffe bestehen zum Teil ebenfalls aus Kohlenhydraten, allerdings auch solchen, die das menschliche Enzymsystem nicht abspalten kann. Ballaststoffe (Fasern) gelangen daher weitgehend unverdaut in das Kolon. Auf ihrem Weg dorthin wie auch im Kolon quellen die Fasern durch Aufnahme von Wasser – das ist der normalerweise erwünschte Effekt der Balaststoffe, die Vermehrung und Aufweichung des Stuhls, die wiederum einen wäßrigen Stuhl gebunden machen, was gegen Verstopfung hilft und Darmkrämpfen vorbeugt. Ein großer Teil der im Dickdarm vorhandenen Bakterien kann einige dieser Kohlenhydrate abspalten und als Nahrung benutzen. Als unerwünschtes Nebenprodukt treten Blähungen auf, die durch die Gasproduktion hervorgerufen werden.

Daher auch die allgemeine Erfahrung, daß eine ballaststoffhaltige Nahrung die Blähungen vermehrt. Das allerdings nur in der Anfangsphase, im Laufe der Zeit (Monate!) stellt sich die Bakterienflora um und die Bläheneigung läßt nach – sie verschwindet.

Eiweiße

Baustoff: Proteine

Proteine (Eiweiße) bestehen aus Polypeptidketten, also einer Vielzahl von miteinander verknüpften Aminosäuren. Jedes Gramm Protein bringt dem Körper bei der Verdauung 4 Kcal, also genau so viel wie die Kohlenhydrate. Während die Kohlenhydrate jedoch ausschließlich Energielieferanten sind, werden die Eiweiße zum Körperaufbau benötigt. Proteine sind konzentriert in Fleisch, Fisch, Milch, Eiern und Sojabohnen vorhanden, kommen jedoch auch in Hülsenfrüchten und Getreide (allerdings mit geringem Gehalt) vor. Proteine müssen – vergleichbar mit Stärke – in kleine Bruchstücke (Aminosäuren und kurzkettige Peptide) gespalten werden, eine Aufgabe, die die Enzyme Trypsin und Chymotrypsin aus der Bauchspeicheldrüse vollenden, nachdem eine Vorverdauung durch den Speichel und den Magensaft (Salzsäure und Pepsin) stattgefunden hat.

Die Eiweißverdauung ist in der Regel bei den chronisch entzündlichen Darmerkrankungen weitgehend normal, da der für die Resorption der Eiweißbruchstücke zuständige obere Dünndarmanteil seiner Funktion voll nachkommen kann. Der Tagesbedarf an Eiweiß liegt bei etwa 1 g pro Kilogramm Körpergewicht. Gesunde Menschen können auch mit weniger auskommen (0,7 g pro kg Körpergewicht). Die durchschnittliche Ernährung in Europa und den USA enthält jedoch einen höheren Anteil.

Bei Krankheit, insbesondere auch bei aktivem Morbus Crohn, bei der durch den entzündeten Darm viel Eiweiß verloren geht, muß der Eiweißanteil in der Kost erhöht werden.

Fett

Verdauung von Fett

Fette sind komplexe Moleküle, denn sie bestehen aus drei Fettsäuren, die an Glyzerin gebunden sind. Tierische Fette enthalten sogenannte gesättigte Fettsäuren, pflanzliche Fette weisen demgegenüber ungesättigte Fettsäuren auf. Eine gesunde Nahrung sollte mit einem genügend hohen Anteil an ungesättigten Fettsäuren angereichert sein. 1 g Fett versorgt den Körper mit 9 Kcal. Die Verdauung von Fett ist nicht so einfach wie die von Kohlenhydraten oder Eiweißen. Die von der Leber produzierte und in der Gallenblase angereichete Galle vermischt sich mit dem Speisebrei im Zwölffingerdarm. Die Galle schließt dort die Fette in kleine Tröpfchen ein. In diesem Zustand kann das Glyzerin durch das Enzym Lipase von den Fettsäuren abgespalten werden. Solcherweise aufgetrennt, nehmen die Dünndarmzellen die Bruchstücke auf. Fettsäuren und Glyzerin verbinden sich in der Zelle erneut und gelangen über dem Lymphweg in das Blut und von dort in die Leber. Die Gallensalze haben mit der Löslichkeitsverbesserung der Fette ihre Aufgabe erfüllt, sobald die Fette resorbiert sind, werden sie weiter bis in die untersten Dünndarmabschnitte transportiert, und dort – im terminalen Ileum – aufgenommen. Sie kehren dann über den Blutweg zur Leber zurück, gehen also dem Körper nicht verloren, und werden ihrer eigentlichen Funktion in der Gallenflüssigkeit wieder zugeführt.

Mögliche Störung bei Colitis ulcerosa

Die Fettverdauung erfolgt bei Morbus Crohn-Patienten ebenso normal wie bei anderen Menschen. Sehr fettige Speisen oder viel Schmalz in der Nahrung werden häufig nicht ausreichend verdaut und bewirken ebenfalls Durchfall oder verstärken eine bereits vorhandene Durchfallsneigung. Selten gibt es bei chronisch entzündlichen Darmerkrankungen, allerdings häufiger bei Colitis ulcerosa eine Begleiterkrankung – die *primär sklerosierende Cholangitis* (das ist eine chronische Entzündung der Gallenwege und manchmal auch der Gänge in der Bauchspeicheldrüse, bei der sich an den Ausführungsgängen ähnliche Entzündungen abspielen wie beim akuten Schub der Colitis ulcerosa im Darm). Durch den behinderten Gallenfluß wird die Fettverdauung beeinträchtigt. In einer solchen Situation kann man der Ernährung sogenannte mittelkettige Triglyzeride (MCT) beigeben, die für die Aufnahme in den Körper nicht der Vermittlung von Galle bedürfen.

Mittelkettige Triglyzeride (MCT)

Mineralstoffe

Regulation der Mineralien

Jedermann ist bekannt, daß Kohlenhydrate, Eiweiß und Fett Bestandteile der Nahrung sind, aber es ist weitgehend unbekannt, daß auch Mineralstoffe und Salze dazugehören. Ißt man eine abwechslungsreiche, ausgewogene, natürliche Mischkost, so muß man sich über Mineralstoffe keine Gedanken machen, denn diese sind reichlich in einer solchen Nahrung und in Getränken enthalten. Mineralstoffe und Salze versorgen uns nicht mit Kalorien (Energie). *Natrium* und *Chlorid* (Kochsalz) sind die Hauptbestandteile in allen Körperflüssigkeiten, wohingegen *Kalium* das wichtigste Mineral innerhalb der Körperzellen ist. Diese Mineralstoffe sind untereinander ausbalanciert. Es findet ein konstanter Austausch zwischen den Körperflüssigkeiten statt. Die Balance wird durch einen Ausgleich zwischen Aufnahme und Verlusten aufrechterhalten. Hierzu ist der Körper mit einem komplexen System ausgestattet, zu dem Darm und Nieren wesentlich beitragen. Die Regulation erfolgt für uns unbemerkt, wir empfinden nur Hunger, Durst, Gesättigtsein oder ganz bestimmte Gelüste. Der Niere kommt die Hauptaufgabe bei der Regulation des Mineral- und Flüssigkeitshaushaltes zu, und sie kann dieser Aufgabe auch immer anstandslos nachkommen, es sei denn, sie ist selbst erkrankt oder die Nahrung ist zu einseitig (und enthält zu viel oder zu wenig von bestimmten Mineralien).

Störung des Gleichgewichtes bei Durchfall

Diarrhoe (Durchfall), vor allem wenn er länger währt, ist eine der häufigsten Ursachen für eine Störung im Gleichgewicht der Mineralstoffe. Hauptsächlich gehen Kochsalz und Kalium mit der Flüssigkeit verloren. Dadurch „trocknet" der Körper aus, das Blut dickt ein, die Muskulatur wird kraftlos. Die Bestimmung der Blutelektrolyte deckt diese Mangelsituation auf.

Kalziummangel

Kalzium ist ein Hauptbestandteil der Knochen. Die Festigkeit der Knochen hängt direkt von dem Kalziumgehalt der Knochen ab. Der Kalziumstoffwechsel ist ebenfalls sorgfältig reguliert. Die Aufnahme von Kalzium aus dem Dünndarm wird durch die Gegenwart von Vitamin D erleichtert. Vitamin D wiederum zählt zu den fettlöslichen Vitaminen und kann nur unter Vermittlung der Galle resorbiert werden. Das Sonnenlicht leistet einen weiteren Beitrag, indem die inaktive Form des Vitamin D unter der Haut in eine aktive Form überführt wird. Zu wenig Kalzium in der Nahrung (meist durch einen Mangel an Milchprodukten der Kost verursacht) und zu geringe Sonnenbestrahlung sind die Hauptursachen für eine zu geringe Kalziumaufnahme und damit nachfolgend für eine Osteoporose (Knochenentkalkung). Bei Morbus Crohn kommt es normalerweise nicht zu einem Mangel an Kalzium. Er kann jedoch bei einseitiger Ernährung (keine Milchprodukte) entstehen. Da andererseits auch durch eine Kortisonbehandlung der Knochenabbau begünstigt wird, sollte man darauf bedacht sein, ausreichend hohe Kalziummengen in der Nahrung zu haben. Durch die Bestimmung der Blutspiegel von Kalzium wird nur selten ein Kalziummangel entdeckt, da zur Aufrechterhaltung des notwendigen Blutspiegels im Bedarfsfall Kalzium aus dem Knochen herausgelöst wird. Wenn der Kalziumspiegel im Blut zu niedrig ist, wird die Erregbarkeit (und Krampfneigung) der Muskulatur heraufgesetzt.

Magnesium, ein weiteres Mineral, verhält sich so ähnlich wie Kalzium. Bei Mangel kommt es zur Krampfneigung der Muskulatur. Ausgiebige Durchfälle im Rahmen eines Morbus Crohn können zu Magnesiumverlusten führen.

Phosphor kann gleichfalls bei Durchfällen dem Körper verlorengehen. Phosphor ist wichtiger Bestandteil von Körperenzymen und ist neben Kalzium reichlich im Knochen vorhanden. Wir nehmen Phosphor überwiegend mit pflanzlichen Produkten auf. Ein durch Durchfall verursachter Phosphormangel bewirkt eine allgemeine Schwäche, Schluckstörungen und eventuell Herzversagen.

Eisenmangel

Eisen ist ein wichtiges Element, das der Körper zur Bildung von Hämoglobin (roter Blutfarbstoff) und Myoglobin (Muskeleiweiß) benötigt. Eisen ist darüber hinaus auch Bestandteil von Enzymen und wird bei Entzündungsprozessen benötigt. Eisenmangel tritt immer dann auf, wenn die Verluste größer sind als die Aufnahme. Normalerweise erleidet der Körper keine größeren Eisenverluste, mit Ausnahme der Frauen durch die Menstruation. Krankheiten wie der Morbus Crohn, bei der im akuten Schub die Schleimhaut blutet, führen jedoch zu Blutverlusten, was bedeutet, daß auch Eisen verlorengeht. Der daraus resultierende Eisenmangel mündet unweigerlich in eine Anämie mit Müdigkeit, Schwäche und eventuell sogar Luftnot.

Wichtigster Grundsatz bei der Behebung eines Eisenmangels ist die Beseitigung der Ursache. Bildlich gesprochen, „das Loch im Eimer muß gestopft werden, bevor Wasser hineingefüllt werden kann". Auf Morbus Crohn übertragen bedeutet dies: Stoppen der Blutung, Unterdrücken der Entzündung, danach Gabe von Eisen. Eisen wird zumeist ohne Probleme im oberen Dünndarm aufgenommen. Die normale gesunde Ernährung enthält genügend Eisen für den Normalfall, nicht jedoch für die Situation des Eisenmangels. Aus diesem Grunde muß Eisen zusätzlich eingenommen werden. Eine Injektion von Eisen ist zumeist nicht erforderlich.

Mangelzustand von Spurenelementen

Als *Spurenelemente* werden solche Mineralstoffe bezeichnet, die im Körper nur in ganz geringen Mengen vorhanden sind. Im Organismus werden sie als Kofaktoren für Enzyme oder im Stoffwechsel benötigt. Obwohl sie nur in kleinsten Mengen im Körper vorhanden sind (nur „Spuren" dieser Elemente sind nachweisbar), sind sie doch notwendig für eine ordnungsgemäße Körperfunktion. Mangelzustände führen daher zu Störungen. *Zink, Mangan, Kupfer und Kobalt* zählen zu den wichtigsten Elementen unter ihnen. Wie bei einem Mangel an Mineralstoffen treten Mangelzustände bei den Spurenelementen erst im Zusammenhang mit langanhaltenden Durchfällen auf. Wenn gleichzeitig dann noch eine einseitige Ernährung erfolgt oder eine künstliche Nährstoffzufuhr – zum Beispiel mit Infusionen – durchgeführt wird, so können Mangelzustände von Spurenelementen manifest werden. Zinkmangel ist bisher am häufigsten beobachtet worden.

Wird ein Mangel an Spurenelementen festgestellt, so bedeutet dies in erster Linie ein Überdenken der bisherigen Therapie und Einleiten einer neuen Therapiestrategie. Gleichzeitig müssen dann die nachgewiesenen Mängel durch geeignete Zufuhr ausgeglichen werden.

Vitamine

Vitamine sind komplexe chemische Verbindungen, die der Körper für die Regulation vielfältiger Prozesse benötigt. Vitamine können vom Körper nicht selbst produziert werden und müssen daher von außen zugeführt werden, mit anderen Worten, sie sind lebenswichtige Bestandteile unserer Nahrung. Sie produzieren keine Energie, sind aber wichtig für biochemische Reaktionen und zelluläre Funktionen. Die Vitamine werden nach ihrem Resorptionsverhalten im Darm in zwei Gruppen eingeteilt. Diese beziehen sich auf die Eigenschaft, sich in Fett oder in Wasser zu lösen.

Die wasserlöslichen Vitamine werden im Zwölffingerdarm und im oberen Dünndarm vom Körper aufgenommen. Hierzu zählen die Gruppe der B-Vitamine, Folsäure und Vitamin C.

Vitaminmangel

Echte Mangelzustände bei Morbus Crohn sind eher ungewöhnlich. Daher ist es eher die Ausnahme, daß ein Vitaminmangel an *Vitamin B* für Hauterscheinungen, Veränderungen der Zunge, Durchfall oder Nervenschwäche verantwortlich ist. Andererseits kann die übermäßige Aufnahme von Vitamin B und Niacin Durchfall, Hautrötungen und Herzklopfen bewirken.

Auswirkungen zu großer Mengen von Vitamin C

Ein Mangel an *Vitamin C* kann sich durch Rhagaden in den Mundwinkeln zu erkennen gebe. Wundheilungsstörungen und Deformierungen der Knochen wie bei Skorbut entstehen nur bei ausgeprägten Mangelzuständen. Über die Rolle des Vitamin C bei der Immunabwehr wird zur Zeit noch kontrovers diskutiert. Im Gegensatz zu der weitverbreiteten Ansicht, daß besonders große Mengen von Vitamin C vor Erkältungen schützen oder gar zu einer rascheren Überwindung einer Erkältungskrankheit beitragen, gibt es für diese Annahme bisher keinen Beweis. Wie dem auch sei, kleine Mengen von Vitamin C (bis etwa 100 mg pro Tag) sind als ungefährlich zu betrachten, große Mengen hingegen von mehr als 1000 mg Ascorbinsäure (Vitamin C) können Reizzustände im Magen-Darm-Trakt, Säuerung des Urins und bei entsprechend disponierten Patienten auch zur Bildung von Oxalat-Nierensteinen führen.

Folsäure-Mangel

Folsäure ist ein wichtiger Faktor für das Wachstum der Nerven, zur Bildung der roten Blutkörperchen und die Funktion der Schleimhautzellen. Ein Mangel an Folsäure kann drei Ursachen haben: erstens, zuwenig Folsäure in der Nahrung; zweitens, die Aufnahme im Dünndarm ist durch Erkrankung nicht möglich; und drittens, die Aufnahme der Folsäure durch den Dünndarm wird durch die Gegenwart von Salazosulfapyridin (Azulfidine®, Colo Pleon®) behindert. Wenn daher unter der Einnahme von Salazosulfapyridin Bildungsstörungen der roten Blutkörperchen erkennbar werden (kenntlich an einer zu hohen Konzentration von Hämoglobin in den Erythrozyten (HbE erhöht) und somit einem zu großen Erythrozytenvolumen (MCV erhöht)), ist die zusätzliche Einnahme von Folsäure ratsam.

Zu den fettlöslichen Vitaminen zählen die Vitamine A, D, E und K. Diese Vitamine benötigen zu ihrer Resorption die Vermittlung der Galle. Bei Mangel an Gallensäuren oder einer Erkrankung des oberen Dünndarmes kann die Aufnahme der fettlöslichen Vitamine beeinträchtigt sein.

Mangel an Vitamin A, D, K

Vitamin A ist ein wichtiger Bestandteil der Lichtrezeptoren der Retina im Auge. Ein Mangel an Vitamin A hat daher die sogenannte Nachtblindheit zur Folge, außerdem können eine trockene und schuppige Haupt sowie Veränderungen an der Hornhaut des Auges auftreten. *Vitamin D* ist notwendig für den Kalziumstoffwechsel und somit auch für die Festigkeit der Knochen. Sonnenlicht überführt das unter der Haut liegende Vitamin D in eine aktive Form. Der menschliche Körper hat nur einen minimalen Bedarf an *Vitamin E.* Nervenzellen benötigen Vitamin E zum Wachstum. Echte Mangelzustände an Vitamin E sind beim Menschen bislang unbekannt. *Vitamin K* wird üblicherweise durch die Darmbakterien synthetisiert. Die

Leber benötigt das Vitamin K um Prothrombin (ein Eiweiß für die Blutgerinnung) herzustellen. Mangelzustände resultieren als Folge einer Resorptionsstörung für Fett (bei Erkrankungen der Gallenwege u. a. primär sklerosierende Cholangitis) und bei Vernichtung der Darmflora durch langfristige Antibiotikaeinnahme, gekoppelt mit ungenügendem Gehalt an Vitamin K in der Nahrung. Ein Mangel an Vitamin K gibt sich durch Blutungsneigung zu erkennen, beispielsweise Auftreten von blauen Flecken, vermehrtes Zahnfleischbluten oder zu starken Menstruationsblutungen.

Bei nachgewiesenem Mangel müssen die fettlöslichen Vitamine in der Nahrung substituiert werden; nur bei erheblichen Verdauungsstörungen ist die intramuskuläre Injektion (Spritze in den Muskel) erforderlich.

Obst und Gemüse

Für die Gesamtheit der Patienten mit Morbus Crohn ist nicht eine einzige Diätform als allgemein gültig anzusehen. Individuelle Bedürfnisse müssen höher veranschlagt werden. Die allgemeinen Empfehlungen müssen sich daher an der Lebenssituation, den Symptomen durch die Krankheit sowie deren Aktivität und Ausdehnung ausrichten. Ein wichtiger Gesichtspunkt ist auch die Frage, ob eine Operation vorausgegangen ist oder nicht. Alles das, was wir bisher über Morbus Crohn wissen, deutet darauf hin, daß keine Art der Ernährung ausdrücklich in der Lage ist, Morbus Crohn zu verursachen oder zu verschlimmern. Jedoch können durch eine bestimmte Zusammensetzung der Kost die Symptome der Krankheit sowohl im positiven Sinne als auch im negativen erheblich beeinflußt werden. Ein Beispiel, welche Auswirkungen diätetische Modifikationen auf unterschiedliche Patienten haben, ist der Gehalt an Ballaststoffen (Fasern). Wie vorausgehend beschrieben, bestehen die Faserstoffe aus den unverdauten Pflanzenrückständen, zu denen eine Vielzahl unterschiedlicher Stoffe zählen, wie Zellulose, Pektin, Lignin und Gummi. All diese Stoffe bewirken eine Vermehrung der Stuhlmasse und binden Wasser im Stuhl. Diese verschiedenen Ballaststoffe werden nun auch sehr unterschiedlich durch die individuellen Patienten vertragen. Beispielsweise haben rohes Obst und rohes Gemüse eine erheblich stärkere abführende Wirkung als gekochtes Obst oder Gemüse (vergleichbares gilt für eingemachtes Obst oder Gemüse). Ein guter Teil der abführenden Wirkung stammt von der Schale des Obstes. Daher ist es für Patienten, die zu Durchfall neigen, ratsam, den Verzehr von rohem Gemüse und rohem, ungeschälten Obst einzuschränken und dafür mehr Gekochtes

Faserstoffe

Diät bei Durchfall und bei Verstopfung

(oder Eingemachtes) zu bevorzugen. Andererseits gilt für Patienten, die mehr zu Verstopfung neigen, beispielsweise wie Patienten mit einer Proktitis, daß der Anteil an rohem Gemüse und frischem, ungeschältem Obst durchaus erhöht werden sollte. Darüber hinaus ist jedoch zu bedenken, daß die häufig sehr harte Schale von Obst oder auch die harten Kerne aus Früchten durchaus irritierend auf eine entzündete Schleimhaut wirken können. Obstkerne (beispielsweise aus Trauben), nicht kleingekaute Nüsse und andere harte Nahrungsrückstände (wie z. B. auch nicht eingeweichte Körner) können eine nicht vollständig abgeheilte und noch entzündete oder leicht verletzliche Schleimhaut wieder aufkratzen oder aufschaben und daher zu einer erneuten Blutung Anlaß geben. Andererseits ist auch möglich, daß sich solche Nahrungsrückstände zusammenklumpen, insbesondere wenn Pilze, Nüsse, Äpfel, Orangen nicht genügend klein gekaut worden sind und eine vorhandene enge Stelle im Darm blockieren.

Vorsicht bei Unverdaulichem

Sofern daher bekannt ist, daß im Darm enge Stellen vorhanden sind, muß davor gewarnt werden, Nüsse, Samen, Obst, Kerne und Körner zu verzehren.

Diese Warnung richtet sich nicht gegen das Nahrungsprodukt an sich, sondern nur gegen die Form. Während Erdnußmus ein hervorragender Brotaufstrich ist, sind Erdnußkerne – wenn sie nicht völlig klein gekaut werden – ein mögliches Risiko bei engen Darmabschnitten.

Gewürze

Scharfe Gewürze reizen die Darmschleimhaut. Schon beim Gesunden erhöhen solche Gewürze die Darmbewegungen, die schmerzhaft sein können. Die Gewürze erregen die Nerven des Darms und bewirken somit eine gesteigerte Darmtätigkeit. Bei vielen Patienten mit Morbus Crohn werden daher scharf gewürzte Speisen nicht so gut vertragen – vor allem dann, wenn die Entzündung noch aktiv oder aber noch unterschwellig aktiv vorliegt.

Zitrusfrüchte

Ähnlich zu betrachten sind Säfte von Zitrusfrüchten (Orangen, Grapefruit, Zitronen). Solche unverdünnten Säfte enthalten viel Zucker und viel Säure. Erfahrungsgemäß bewirken große Mengen von unverdünntem Saft vermehrt Blähungen, führen zur Bildung von Darmgasen und erhöhen bei entsprechender Empfindlichkeit das Wundsein an der Afterregion.

Resümee

Ausgewogene Kost

Allgemein kann daher für Patienten mit Morbus Crohn eine ausgewogene, möglichst natürliche Kost empfohlen werden, wobei Patienten mit aktiver Erkrankung bewußt all das meiden sollten, von dem sie wissen, daß sie es nicht vertragen, während Patienten ohne Darmsymptome so „normal" wie irgend möglich essen sollten. Der Anteil an Früchten und Gemüse sollte nach der Darmtätigkeit ausgerichtet werden. Um täglich regelmäßig geformte Stühle zu haben, müssen die meisten Menschen mehrfach am Tag Früchte und/oder Gemüse zu sich nehmen. Bei Neigung zur Verstopfung muß die Menge gesteigert werden; bei Durchfall ist eher gekochtes Obst und Gemüse, zumindest aber geschältes Obst empfehlenswert. Vernünftig ist es auch, Extreme in der Ernährung zu vermeiden: zu scharf gewürzt, zu fett, zu süß.

Milch

Nochmals Laktasemangel

Milch und Milchprodukte spielen bei unserer Ernährung eine bedeutende Rolle. Aber immer wieder entzündet sich ein Streit, ob Milch und Milchprodukte bei Morbus Crohn zuträglich sind oder nicht. Gründe für einen solchen Streit gibt es genügend. Zwei Gesichtspunkte, die bei Morbus Crohn besonders wichtig sind, seien hier vorgetragen: Milch enthält Laktose (Milchzucker). Die Verdauung von Laktose geschieht über eine enzymatische Spaltung (durch das Ferment Laktase) im Dünndarm. Während alle Säuglinge ausreichende Enzymaktivität von Laktase zur Spaltung von Laktase in ihrem Dünndarm aufweisen, verliert ein Teil der Menschen (nach dem Abstillen) die Fähigkeit, den Milchzucker für die Verdauung aufzuspalten, die Laktose gelangt daher unverdaut in den Dickdarm – worüber sich die Bakterien freuen – was sich in Blähungen und Durchfall kundtut. Personen mit Laktasemangel können daher Milchprodukte schlecht verdauen – aber das hat nichts mit einer Erkrankung des Darms zu tun! Zweitens, bei Patienten mit Morbus Crohn können im Blut vermehrt Antikörper gegen Milchprodukte nachgewiesen werden. Aber, diese Antikörper sind harmlos, sie lassen sich zwar nachweisen, *aber sie machen nicht krank*. Der Grund für das vermehrte Auftreten von Antikörpern gegen Milch besteht darin, daß durch die entzündete Darmschleimhaut auch schon mal größere Moleküle in den Körper gelangen, worauf das Immunsystem des Körpers reagiert. Versuche, mit angereicherten Antikörpern Colitis hervorzurufen,

Antikörper gegen Milch

haben ergeben, daß dies nicht möglich ist. So können bei Patienten mit Morbus Crohn eine Vielzahl von Antikörpern nachgewiesen werden (z. B. gegen Schimmelpilze), aber das heißt nicht, daß das auch krank macht oder das entsprechende Nahrungsmittel aus der Nahrung weggelassen werden muß.

Bei Laktoseintoleranz zu meidende Speisen

Entsprechend verhält es sich auch mit der Milch: Milch ist nicht gut und nicht schlecht für Morbus Crohn. Milch und Milchprodukte sollten nur dann aus der Nahrung eliminiert werden, wenn diese Produkte nicht vertragen werden. Patienten mit Laktoseintoleranz sollten Milch meiden, können aber Milchprodukte wie Butter, Käse, Quark und Joghurt (in der genannten Reihenfolge) versuchen, zuerst in kleinen Mengen, dann langsam steigernd. Schließlich gibt es noch für diejenigen mit Laktasemangel, die unbedingt Milch trinken wollen, die Möglichkeit, zusätzlich das Enzym Laktase einzunehmen.

Nahrungsmittelallergien

Allergien: z. B. Erdbeeren, Äpfel, Fische, Krabben

Morbus Crohn ist, wie an anderer Stelle dieses Buches ausgeführt, nicht durch eine Allergie hervorgerufen. Obwohl manche Patienten mit chronisch entzündlichen Darmerkrankungen auch andere Allergien haben, wie Heuschnupfen oder allergische Reaktionen an der Haut, sind echte Nahrungsmittelallergien, die sich auf den Darm auswirken, offenbar selten. Zumeist besteht eher eine Unverträglichkeit (wie bei Milch infolge der Unfähigkeit, mit dem Milchzucker fertig zu werden) als eine Allergie. Nahrungsmittelallergien (z. B. auf Erdbeeren, Apfelschalen, Fisch oder Krabben) sind den Betroffenen zumeist bekannt und äußern sich üblicherweise unmittelbar und häufig auch durch asthmatische Beschwerden oder Hautausschläge. Bestimmte Patienten sollten daher all diejenigen Nahrungsmittelbestandteile weglassen, die für sie unverträglich sind oder die nachgewiesenermaßen Symptome hervorrufen.

Besondere Diätformen

Jede Diät eines Patienten mit einer chronisch entzündlichen Darmerkrankung wie Morbus Crohn, die von einer normal ausgewogenen natürlichen Ernährung abweicht, sollte mit einem Arzt durchgesprochen werden, damit sichergestellt ist, daß nicht – wie es häufig der Fall ist – bestimmte lebensnotwendige Nahrungsgruppen in dem Diätplan nicht vertreten sind. Der Arzt kann dann auch beraten, wie entsprechend den Symptomen die

Diät ausgerichtet sein sollte und darauf achten, daß Kalorien, Eiweißanteil, Mineralstoffe und Vitamine ausreichend nach Krankheitssituation berücksichtigt sind. Ein Spezialist für Magen-Darm-Krankheiten ist dann zu konsultieren, wenn Durchfall, Erbrechen, Gewichtsverlust und Passagestörungen im Darm vorliegen.

Ballaststoffreiche Diäten

Schlackenreiche Kost

Unter der Vorstellung, daß die moderne Ernährung mit viel Zucker und hochraffinierten Nahrungsbestandteilen sowie Konservierungsstoffen für die Entstehung des Morbus Crohn und das Fortschreiten der Erkrankung mitverantwortlich ist, haben verschiedene Ärzte Diätrichtlinien zu ballaststoffreichen Ernährungsformen ausgearbeitet und diese an ihren Patienten ausprobiert. Von diesen Diätformen gibt es in den verschiedensten Ländern mehrere Varianten. Gesichert ist, daß eine Ernährung mit genügend Rückständen in der Nahrung allgemein für den Darm günstig ist, weil sie zu einer beschleunigten Darmpassage beiträgt, womit sich der Darm schneller reinigt, was wahrscheinlich auch die Bakterienflora beeinflußt. Bei inaktiven Verläufen der Krankheit kann eine solche Kost, wie sie auch für Gesunde empfohlen wird, durchaus Vorteile haben, zumal sie verhindert, daß es zu einer Verstopfung kommt und andererseits auch das Auftreten wäßriger Stühle eher unwahrscheinlich macht, da der hohe Faseranteil in der Nahrung das überschüssige Wasser im Darm bindet. Großangelegte Studien haben jedoch keine Überlegenheit in aktiven Krankheitsphasen erkennen lassen, so daß die Empfehlung zu einer ballaststoffreichen Kost nur für die krankheitsfreien Intervalle zu empfehlen ist, – unter der Voraussetzung, daß keine hochgradigen Stenosen vorliegen.

Leben ohne Brot

Wenig Kohlenhydrate, viel Fett

Mit der Schlagzeile „Leben ohne Brot" propagiert Dr. Lutz aus Salzburg eine Kostform, bei der nur höchstens 6 Broteinheiten Kohlenhydrate verzehrt werden dürfen. Unter der Vorstellung, daß der Mensch überwiegend in seiner Entwicklungsgeschichte ein „Fleischfresser" gewesen ist, empfiehlt Dr. Lutz eine Kost, bei der die Kohlenhydrate weitgehend aus der Nahrung fortgelassen werden. Das bedeutet für einzelne Mahlzeiten, daß beispielsweise nur die Butter auf den Käse geschmiert wird.

Nach Einzelfallbeobachtungen hat diese Kostform nicht nur zu einer Verbesserung von Symptomen, sondern auch zu einer Verbesserung der Krankheit an sich geführt. Aber dabei handelt es sich auch um eine Außenseiter-Diät. Allerdings wird diese Diätform zur Zeit in Deutschland in einem groß angelegten Versuch getestet. Solang das Ergebnis der Studie noch nicht bekannt ist, kann diese Diätform für Patienten mit Morbus Crohn nicht generell empfohlen werden.

11. Psyche

– Was zu tun ist, wenn psychische Probleme drängen

Psychosomatische Krankheit

Jeder, der an Morbus Crohn leidet, wird früher oder später die Erfahrung machen, daß manche Ärzte sich auffallend interessiert an seiner Psyche zeigen. Hinter diesem Interesse steht das Konzept, daß Morbus Crohn eine spezielle Erkrankung sei, nämlich eine psychosomatische – das heißt, daß die Psyche eine gewichtige Rolle für die Entstehung und den Verlauf der Krankheit spielt. So positiv es ist, daß sich Ärzte nicht nur mit dem erkrankten Organ, sondern mit dem ganzen Menschen, also auch mit seiner Psyche, beschäftigen, so zwiespältig erleben Patienten das hier sicherlich verkürzt dargestellte Angebot: „Da Morbus Crohn und Colitis ulcerosa psychosomatische Erkrankungen sind, müssen bei Ihnen psychische Faktoren vorhanden sein, die für Entstehung und Verlauf der Krankheit (mit-) verantwortlich sind, und deshalb ist eine entsprechende Behandlung – Psychotherapie – angezeigt“. Viele Patienten erleben das so: Nicht genug, daß sie an einer chronischen körperlichen Erkrankung leiden, zusätzlich werden sie noch als psychisch krank angesehen oder noch schlimmer – sie sind schuld an ihrer körperlichen Erkrankung. Sucht der Patient in seiner Verwirrung einen anderen Arzt auf, so kann es ihm nicht selten passieren, daß dieser mit ebenso großer Vehemenz wie der früher konsultierte Arzt für die Psychotherapie, nun gegen jegliche Psychotherapie ist und sie für nutzlos oder gar schädlich hält. Ähnlich sind die Meinungen der betroffenen Mitpatienten: Sie reicht von begeisterter Zustimmung – nur die Psychotherapie kann heilen – bis zur totalen Ablehnung – nach der Psychotherapie geht es nur noch schlechter. Wie kann man sich in dem Wirrwarr der Meinungen, die oft mit weltanschaulichem Pathos vorgetragen werden, zurechtfinden?

Für und wider Psychotherapie

Wissenschaftliche Studien

Um eine Annahme (Hypothese) zu überprüfen, wie z. B. „der Morbus Crohn ist eine psychosomatische Erkrankung“, werden in der naturwissenschaftlich orientierten Medizin wissenschaftliche Studien durchgeführt. Den Studien, die angeblich die psychosomatische Genese des Morbus Crohn beweisen, kann man folgende Kritik nicht ersparen: Die angeblich psychischen Auffälligkeiten der Patienten mit Morbus Crohn sind nur im Vergleich mit Gesunden nachweisbar. Vergleicht man Morbus Crohn-Kranke aber mit anderen, die auch an einer chronischen körperlichen Erkrankung leiden, so finden sich kaum Unterschiede. Allen Studien ist gemeinsam, daß sie die Auswirkung der körperlichen Erkrankung auf die Psyche des Patienten zugunsten von hypothetischen Rückschlüssen auf die frühere, vor der Erkrankung bestehende Persönlichkeitsstruktur vernachlässigen.

Die oft widersprüchlichen Ergebnisse der wissenschaftlichen Literatur lassen sich so zusammenfassen:

1. Die vorliegende Literatur rechtfertigt nicht die Annahme, daß Morbus Crohn oder Colitis ulcerosa spezielle psychosomatische Erkrankungen sind.

2. Die Diagnose einer chronisch entzündlichen Darmerkrankung macht alleine keine Psychotherapie notwendig.

Wann reicht eine konventionelle Betreuung nicht aus?

Herausforderung für die psychischen Bewältigungsmöglichkeiten

Wie jede andere körperliche Erkrankung stellt jedoch auch Morbus Crohn mit seinen Symptomen eine Herausforderung für die psychischen Bewältigungsmöglichkeiten des Betroffenen dar. Jeder Patient ist im Verlaufe der Erkrankung gezwungen, einen individuellen „Modus vivendi" mit seiner Erkrankung zu finden. Dabei kann ihm sein betreuender Arzt behilflich sein, indem er über die üblichen diagnostischen und therapeutischen Maßnahmen hinaus auf die individuellen Sorgen und Schwierigkeiten des einzelnen Patienten eingeht. So bewältigen viele Patienten ihre Erkrankung, ohne weitere Hilfe in Anspruch nehmen zu müssen. Bei bestimmten psychischen Problemen mancher Patienten mit Morbus Crohn reicht die konventionelle Betreuung durch den behandelnden Arzt nicht aus:

1. *Fehlendes „Coping":* Darunter versteht man, daß der Patient nicht fähig ist, die Auswirkungen der Erkrankung auf sein alltägliches Leben durch Entwicklung neuer Strategien zu bewältigen (z. B. Auswirkung der Erkrankung auf Beruf und Ausbildung, auf die Familie und auf die Partnerschaft.)

2. *Diskrepanz zwischen körperlichem Zustand und subjektiven Beschwerden:* Davon sind jene Patienten betroffen, die unter massiven Beschwerden leiden, ohne daß der betreuende Arzt ein Rezidiv oder eine organische Ursache für die massiven Beschwerden finden kann.

3. *Zusammenhang zwischen psychischer Belastung und nachfolgender klinischer Verschlechterung der körperlichen Erkrankung:* Bei bestimmten Patienten, durchaus nicht bei allen, finden sich vor dem Rezidiv ähnlich gelagerte Lebensereignisse, die vom Patienten belastend empfunden und häufig psychisch nicht verarbeitet werden, z. B. der drohende oder tatsächliche Verlust einer geliebten Person.

4. *Psychische Auffälligkeiten des Patienten:* Selten leiden Patienten unter Zwängen, bestimmten Ängsten oder lang andauernden Depressionen.

5. *Gestörte Familienstruktur:* Bei manchen Familien, in denen ein Kind oder Jugendlicher an einem Morbus Crohn erkrankt ist, ist der familiäre Zusammenhalt besonders ausgeprägt, in dem Sinne, daß die psychologischen Grenzen zwischen den Familienmitgliedern aufgehoben sind, die Familie als Ganzes stark gegen die Umwelt abgegrenzt ist und so die weitere psychische Entwicklungsfähigkeit des erkrankten Kindes oder Jugendlichen eingeschränkt ist. Bei den oben genannten psychischen Problemen sollte, wenn sie länger andauern, gemeinsam mit dem betreuenden Arzt ein eventuelles psychotherapeutisches Vorgehen überlegt werden.

Psychotherapie

Psychotherapie

Hinter dem scheinbar einheitlichen Begriff „Psychotherapie“ verbirgt sich jedoch eine Vielzahl von verschiedenen Techniken, die auf oft unterschiedlichen theoretischen Grundlagen basieren.

Psychotherapien, die vor allem bei Patienten mit chronisch entzündlichen Darmerkrankungen angewendet worden sind:

1. Supportive (stützende) Psychotherapie
2. Übende Verfahren
3. Familientherapie
4. Selbsthilfegruppe
5. Psychodynamisch orientierte Psychotherapie

Stützen der Psyche

1. *Supportive (stützende) Psychotherapie:* Wie schon eingangs erwähnt, sollte der betreuende Arzt auch eine psychische Stütze für den Patienten sein. Gerade er ist mit dem Patienten vertraut, kennt ihn lange, und auch von Patientenseite ist für ein Gespräch die notwendige Vertrauensbasis gegeben. Eine spezielle Haltung des betreuenden Arztes – wertfreies Akzeptieren des Patienten, Bemühen um eine sympathisierende Einfühlung und ein eher indirekter Beratungsstil – ermöglichen Gespräche, die mit besonderem Verständnis auf die psychischen Probleme des Patienten eingehen und ihm Halt geben. Bei Schwierigkeiten im alltäglichen Leben kann ein solches vertrauensvolles Arzt-Patient-Verhältnis den Erkrankten ermutigen, neue Bewältigungsstrategien zu entwickeln. Durch eine supportive Psychotherapie ist es jedoch nicht möglich, tieferliegende psychische Konflikte zu bearbeiten. Die Grenzen solch einer Therapie liegen auch in dem größeren Zeitaufwand und in der Notwendigkeit einer längerfristigen Betreuung des Patienten durch denselben Arzt, was in Spezialambulanzen und Krankenhäusern oft nicht gegeben ist.

Übende Verfahren

2. *Übende Verfahren:* Übende Verfahren, wie autogenes Training oder Entspannungstraining nach Jacobson, eignen sich gut bei massiven körperlichen

Beschwerden, ohne daß sich ein Rezidiv oder eine organische Ursache finden läßt. Die Methode ist rasch erlernbar. Der Vorteil dieses Verfahrens liegt darin, daß der Patient später selbständig ohne einen zusätzlichen Therapeuten bei den Übungen eine körperliche Entspannung herbeiführen kann. Gerade bei Patienten, die den eigenen Körper als Feind und Schmerzbringer erleben, ist das Gefühl der Entspannung, das selbständige Herbeiführen von angenehmen körperlichen Sensationen, wie Schweregefühl und Wärme und damit eine Wiedergewinnung von Teilkontrolle über den eigenen Körper von großer Wichtigkeit. Grenzen sind den übenden Verfahren vor allem dadurch gesetzt, daß es schwierig ist, tagtäglich die Übungen durchzuführen. Durch diese Verfahren lassen sich zwar die Befindlichkeit und die Stimmung des Erkrankten verbessern, jedoch scheint der Verlauf der körperlichen Erkrankung davon unberührt zu sein.

Autogenes Training

Entspannungsübungen

3. *Familientherapie:* Besonders bei Kindern und Jugendlichen mit chronisch entzündlichen Darmerkrankungen kann eine gestörte Familienstruktur zu einer fehlenden altersgemäßen Verselbständigung des Betroffenen führen. Die Familientherapie, die ja ein eigenes theoretisches System über Vernetzung und Abhängigkeit der einzelnen Familienmitglieder hat, versucht, in der Therapie, die die ganze Familie einbezieht, bestimmte Familienstrukturen zu verändern und damit die psychische Entwicklung und altersentsprechende Unabhängigkeit des Erkrankten zu fördern. Voraussetzung sind ein oder mehrere geschulte Familientherapeuten und die Teilnahme möglichst der gesamten Familie. Es ist ungewiß, ob eine solche Therapie auch Auswirkungen auf den Krankheitsverlauf hat.

Familientherapie

4. *Selbsthilfegruppen:* Auch wenn Selbsthilfegruppen primär keine psychotherapeutische Zielsetzung haben, so weisen sie doch ein enormes psychotherapeutisches Potential auf.

Selbsthilfegruppen

Die Aufhebung der Vereinsamung des Erkrankten, die Solidarität untereinander und das Vorbild anderer Betroffener kann eine enorme Ermutigung bedeuten und Anstoß geben, der Erkrankung und ihren Folgen anders zu begegnen als bisher.

Selbsthilfegruppen haben aus ihrer Definition heraus keinen Therapeuten, sind wenig kostenintensiv und der Aufwand für den Patienten ist nur von seinem jeweiligen Engagement abhängig. Der *Grenzen* dieser Gruppen liegen darin, daß sicher nicht alle Patienten für eine solche Selbsthilfegruppe geeignet sind oder ihr angehören wollen und die Kontinuität der Arbeit dieser Gruppen oft von einigen wenigen abhängig ist.

Psychodynamische Psychotherapie

5. Psychodynamisch orientierte Psychotherapie: Unter psychodynamisch orientierter Psychotherapie versteht man eine Technik, die darauf abzielt, unbewußte psychische Konflikte und bestimmte Fehlverhalten in der therapeutischen Situation zu reaktivieren, wobei die Gefühle, die der Patient dem Therapeuten gegenüber entwickelt (Übertragung genannt), eine wesentliche Rolle spielen. Durch Erinnern und durch Analysieren der Frage, was denn einer Veränderung so hartnäckig widersteht (Widerstand genannt), Bewußtmachen von bisher unbewußten Anteilen und einem mühseligen und langwierigen Durcharbeiten kann es zu einer Auflösung von bestimmten neurotischen Konflikten und zu einer Veränderung des Erlebens des Patienten kommen.

Besonders Patienten mit Colitis ulcerosa, bei denen ein Zusammenhang zwischen psychischer Belastung und nachfolgender klinischer Verschlechterung besteht, können von einer solch psychodynamisch orientierten Therapie profitieren.

Notwendig für eine solche Therapie ist ein erfahrener und geschulter Fachpsychotherapeut, dem die Zusammenarbeit mit dem betreuenden Arzt selbstverständlich ist.

Psychosomatische Klinik

Der Patient muß für diese Therapie hochmotiviert sein, denn der finanzielle und zeitliche Aufwand für den Patienten ist groß. Am Anfang steht ein oft mehrmonatiger Aufenthalt in einer Spezialabteilung bzw. in einer psychosomatischen Klinik, danach ambulante ein bis mehrere Stunden Therapie wöchentlich durch Jahre. Das Ziel dieser Therapie ist eine grundlegende Veränderung der Persönlichkeitsstruktur und damit eine Beeinflussung des weiteren Verlaufs der chronisch entzündlichen Darmerkrankung. Die meisten Patienten sind zu einer solchen intensiven Therapie nicht zu motivieren. Von denen, die eine Therapie beginnen, brechen viele vorzeitig ab. Nur wenige Patienten, die eine Langzeit-Psychotherapie durchstehen, erreichen eine grundlegende Änderung der Persönlichkeitsstruktur, was nicht unbedingt mit einer Verbesserung des Krankheitsverlaufes einhergehen muß. Bezüglich Heilung durch Psychotherapie hat *Engel*, einer der fundiertesten Forscher über die Möglichkeiten und Grenzen der Psychotherapie bei Colitis ulcerosa geschrieben:

Möglichkeiten und Grenzen der Heilung durch Psychotherapie

„Derzeit liegt kein Hinweis dafür vor, daß Psychotherapie, mag sie noch so intensiv sein, die biologische Störung ausschalten kann, die der Colitis zugrunde liegt. Deshalb ist die Hoffnung auf eine komplette Ausheilung, nämlich durch Psychotherapie, unberechtigt. Während Besserung und vollständige Symptomfreiheit häufig vorkommen, kann die Psychotherapie nicht gegen Rückfälle angesichts genügendem Streß versichern."

12. Ätiologie

– Gesichertes und Vermutetes über die Entstehung des Morbus Crohn

Die Ursache, der Grund, warum ein Morbus Crohn entstehen kann, bleibt verborgen. Dies heißt jedoch nicht, daß forschende Ärzte sich keine Gedanken gemacht haben, woher Morbus Crohn kommen könnte. Das Gegenteil ist der Fall. Seit der Erstbeschreibung und Definition des Krankheitsbildes fragen und wundern sich Wissenschaftler, was der Entstehungsgrund sein könnte. Doch die Krankheit hat sich bisher allen Bemühungen entzogen, sie aufzuklären. Daher gibt es zahlreiche Theorien über eine mögliche Entstehungsursache, aber keine der Theorien hat sich bislang beweisen lassen, vielmehr ist es so, daß wir bei einer Reihe dieser Theorien ziemlich sicher sind, daß sie als Ursache nicht in Frage kommen. Einige der am häufigsten genannten Theorien sollen hier besprochen werden.

Infektionen

Infektionstheorie

Die Infektionstheorie geht davon aus, daß Bakterien und Viren für die Entstehung eines Morbus Crohn verantwortlich sind. Obwohl zahlreiche Bakterien identische Symptome und vergleichbare pathologische Befunde, wie bei Morbus Crohn, hervorrufen können, bestehen die Hauptunterschiede darin, daß bakterielle Infektionen entweder einen selbstbegrenzten Krankheitsverlauf nehmen oder sie auf eine antibiotische Therapie rasch ansprechen. Hinzu kommt, daß die Schleimhaut des Dickdarms nach der Überwindung der Infektion wieder den ursprünglich normalen Aspekt hat, während bei Morbus Crohn auch in der Remissionsphase stets Zeichen der Krankheit nachweisbar bleiben – auch wenn Symptomfreiheit besteht.

Auf die verschiedenste Art und Weise kann nach Bakterien und Viren gefahndet werden: der Inhalt des Stuhls kann kultiviert werden; die Darmwand kann kulturell und mikroskopisch auf die Invasion von Bakterien untersucht werden; einzelne Zellen der Darmschleimhaut können elektronenoptisch durchgemustert werden; und es ist möglich, das Serum des Blutes auf Antikörper gegen mögliche verursachende Viren oder Bakterien zu testen. Wie kompliziert diese Untersuchungen sind, mag daran ermessen werden, daß etwa die Hälfte des Stuhls von Mikroorganismen (Bakterien) ausgemacht wird, oder mit anderen Worten, die Stuhlausscheidungen eines Tages enthalten normalerweise 1 000 000 000 000 (1 Billion) Keime. Normalerweise sind mehr als 100 verschiedene Stämme von Bakterien vertreten, die jeweils eigene Wachstumscharakteristika und Erfordernisse besitzen, wodurch die Bestimmung im Einzelfall fast unmöglich ist, und der Vergleich von größeren Patientengruppen allein logistisch unmöglich ist. Aus diesem Grunde wird im Stuhl üblicherweise nur nach Mikroorganismen gesucht, von denen bekannt ist, daß sie Durchfall oder Darmerkrankungen verursachen können.

Viren als auslösende Ursache

CMV-Viren

Viren könnten eine mögliche Ursache sein. Die beste Art zu überprüfen, ob Viren vorhanden sind, ist, nach Antikörpern im Blut des Patienten zu suchen. Antikörper sind Schutzstoffe, die von spezialisierten weißen Blutkörperchen (Lymphozyten) produziert werden, um Viren zu neutralisieren beziehungsweise abzutöten. Bisher sind bei einigen Patienten mit chronisch entzündlichen Darmerkrankungen nur Antikörper gegen das Zytomegalie-Virus (CMV) gefunden worden. Allerdings wird vermutet, daß der vermehrte Nachweis solcher CMV-Antikörper die Folge der erhöhten Durchlässigkeit der entzündeten Darmschleimhaut für das CMV-Virus ist, nicht aber ursächlich für die Krankheit verantwortlich ist. Übertragungsversuche – darunter versteht man den Versuch, Viren oder andere Mikroorganismen, die möglicherweise in erkrankten Darmteilen vorhanden sind, auf Labortiere zu übertragen – sind bislang erfolglos geblieben.

Übertragungsversuche

Verdachtsmomente bei Bakterien

Gegenwärtig konzentriert sich einiger Verdacht auf Bakterien. Bei der Suche nach Krankheitsauslösern für den Morbus Crohn sind eine Reihe von Bakterien entdeckt worden, die es ermöglichen, die Colitis ulcerosa noch sicherer von anderen infektiösen Kolitiden abzugrenzen. Zu diesen Erregern zählen Campylobakter, Yersinia enterocolitica und Clostridium difficile. Gelegentlich werden diese Erreger auch bei Morbus Crohn nachgewiesen, jedoch mehr in dem Sinne, daß Patienten, die an Morbus Crohn leiden, auch mal eine Darminfektion wie jeder andere bekommen können, insbesondere, wenn eine Behandlung mit Antibiotika erforderlich gewesen ist.

Campylobakter, Yersinien

Gegenwärtig konzentriert sich ein Hauptschwerpunkt der Forschung auf Bakterien, die in ihrem Aufbau etwas von der Form der bisher bekannten Bakterien abweichen. Dies sind zum Beispiel zellwanddefekte Bakterien und atypische Mykobakterien. Ob sich die Experimente bestätigen oder als erneuter Fehlversuch gewertet werden müssen, wird erst die Zukunft weisen.

Immunologie

Die Immunologie der chronisch entzündlichen Darmerkrankung wird bereits seit Jahrzehnten intensiv studiert. Unter der Immunantwort versteht man die Fähigkeit des Körpers, zwischen selbst (also körpereigenen Strukturen) und fremd zu unterscheiden. Der Körper muß Fremdkörper als „fremd“ identifizieren und eliminieren, ohne dabei die eigene Substanz zu zerstören. Auf diese Weise werden Bakterien, Viren und Toxine daran gehindert, durch den Darm in den Körper zu gelangen, während jedoch Nahrungspartikel ungehindert von den Darmzellen aufgenommen werden können. Wenn das Immunsystem in seiner Funktion beeinträchtigt ist, können Mikroorganismen oder Toxine in Körperbereiche gelangen, in denen sie normalerweise nichts zu suchen haben. Auf diese Weise kann Schaden entstehen. Andererseits sind auch Erkrankungen des Immunsystems bekannt, bei denen sich Antikörper oder immunkompetente Zellen gegen normale Körperstrukturen richten und diese zerstören (= sogenannte Autoimmunerkrankungen).

Sekundäre Beeinträchtigung des Immunsystems

Zahlreiche Störungen des Immunsystems sind bisher bei den chronisch entzündlichen Darmerkrankungen beobachtet worden. Von keiner dieser Störungen ist jedoch bekannt, daß sie vor Ausbruch der Krankheit vorhanden war. Es scheint daher, daß die Veränderungen erst als Folge der Krankheit auftreten. So bewirkt zum einen die chronische Entzündung der Darmschleimhaut und zum anderen begleitende Umstände – wie Unterernährung, Medikamente oder Operation – ebenfalls eine Beeinträchtigung des Immunsystems. Andere Phänomene wiederum sind nur auf die große Wundfläche im Darm zu beziehen, durch die die Schleimhaut eine erhöhte Durchlässigkeit gegen Fremdstoffe und Mikroorganismen bekommt.

Obwohl bisher kein sicherer Fingerzeig auf eine immunologische Störung hinweist, birgt dennoch die Forschung auf diesem Gebiet vielversprechende Ansätze, die zu neuen Erkenntnissen führen werden. Da auch die bei Morbus Crohn wirksamsten Medikamente das Immunsystem direkt oder indirekt beeinträchtigen, kann ein präziseres Verständnis über die Immunfunktion bei Morbus Crohn nur nützlich sein.

Ernährungsweise

Hochtechnisierte Länder

An nichts entzündet sich die Diskussion über die Ursache des Morbus Crohn mehr, als an dem, was wir essen – oder auch nicht essen. Unglücklicherweise gibt es keine Möglichkeit, Morbus Crohn und damit möglicherweise diätetische Faktoren, an einem Tiermodell zu studieren. Morbus Crohn kommt

Zucker, Carragenin, Margarine, Schimmelpilze

nur beim Menschen vor. Dennoch gibt es Hinweise, daß die Ernährung eine Rolle spielen könnte. Allerdings sind diese Hinweise indirekt, und es kann auch gut etwas ganz anderes als das Essen sein. Morbus Crohn ist eine Erkrankung, die überwiegend in den hochtechnisierten Ländern, wie den Vereinigten Staaten von Amerika, England, Skandinavien und Mitteleuropa, anzutreffen ist. Ausgesprochen selten erkrankt die Bevölkerung in Südamerika, Afrika und Südostasien. Wenn Menschen aus diesen Gebieten jedoch nach Europa oder in die USA auswandern, nimmt das Risiko zu, ebenfalls an Morbus Crohn zu erkranken. Dies kann einerseits an der Umstellung der Ernährung, aber auch an vielen anderen Ursachen liegen. In Verdacht gekommen sind zum Beispiel Zucker, Carragenin (ein Stabilisator, der vielen Nahrungsmitteln zugesetzt wird), Margarine, Schimmelpilze und ein zu geringer Gehalt an Pflanzenfasern; Beweise fehlen jedoch dafür. Die Diskussion um die Ernährungsweise besitzt daher mehr Glaubenscharakter, als daß sich beweisbare Tatsachen anführen ließen.

Rauchen

Eine der wenigen gesicherten Tatsachen, die wir über die Entstehung der chronisch entzündlichen Darmerkrankungen kennen, bezieht sich auf das Rauchen. Nach zahlreichen, wohl dokumentierten Untersuchungen kann Nichtrauchen als Charakteristikum bei Colitis ulcerosa angesehen werden, während der Morbus Crohn mit Rauchen von Zigaretten in Verbindung gebracht werden kann. Dies gilt besonders für junge Frauen. Unter der Annahme, daß Rauchen das Auftreten eines Morbus Crohn begünstigt, wird gefolgert, daß Rauchen im Verlauf des Morbus Crohn weiter ungünstige Auswirkungen auf den Verlauf der Krankheit hat. Diese Annahme muß jedoch als Hypothese betrachtet werden, da klinische Verlaufsbeobachtungen hierzu noch fehlen.

Spielt Vererbung eine Rolle?

Mehrere Beobachtungen geben dazu Anlaß, einen Vererbungsfaktor bei den chronisch entzündlichen Darmerkrankungen anzunehmen. So ist es eine Tatsache, daß Orientalen, Asiaten, Inder, Indianer und Afrikaner seltener als die weiße Bevölkerung an Morbus Crohn erkranken. Wandern Personen dieser Rassen in Gebiete aus, in denen die chronisch entzündlichen Darmerkrankungen häufig sind, so nimmt das Risiko zu erkranken zwar zu, bleibt dennoch niedriger als bei der weißen Rasse.

Eine weitere Beobachtung zeigt, daß in bestimmten Familien manchmal mehr als ein Mitglied an einer chronisch entzündlichen Darmerkrankung leidet. Nach groß angelegten Untersuchungen sind Wahrscheinlichkeitsberechnungen vorgenommen worden, die eine familiäre Häufung bei diesen Krankheiten auch wissenschaftlich sichern. Danach muß davon ausgegangen werden, daß bei jedem 5. bis 10. Patienten mit Morbus Crohn mindestens ein weiterer Familienangehöriger an einer chronisch entzündlichen Darmerkrankung leidet.

Eineiige Zwillinge

Eineiige Zwillinge weisen bei der Erkrankung eine hohe Übereinstimmung auf, während zweieiige Zwillinge sich bei der Erkrankungsrate wie auch andere Geschwister verhalten – also seltener krank werden.

Obwohl es bisher nicht gelungen ist, irgendwelche Gesetzmäßigkeiten bei der Vererbung nachzuweisen, ist die Tatsache an sich unstrittig. Umgebungseinflüsse lassen sich ausschließen, erkrankt doch der Partner eines Patienten niemals, genausowenig wie Pflegekinder, während getrennt lebende eineiige Zwillinge, auch über große Entfernungen hinweg, gleichsinnig betroffen werden.

Was ist die Ursache des Morbus Crohn?

Faßt man Gesichertes und Vermutetes der vorausstehenden Abschnitte zusammen, so ergibt sich folgendes Bild: Es muß eine gewisse Erbanlage gegeben sein, die das Auftreten eines Morbus Crohn begünstigt; ohne diese ist eine Erkrankung unwahrscheinlich. Welche Gene jedoch die Bereitschaft zu erkranken steuern, ist bislang noch nicht aufgeklärt.

Genetische Bereitschaft und Umwelteinflüsse

Bei Angehörigen der weißen Rasse, die in Mitteleuropa, Skandinavien, Großbritannien oder den USA leben und aufwachsen, wird der Ausbruch der Krankheit begünstigt, wobei unklar ist, welche Umweltfaktoren die meiste Bedeutung haben. Oder anders formuliert, vielleicht werden die immunologischen Abwehrkräfte des Darms durch die zahlreichen Infektionen, die mit einem Aufwachsen in unhygienischen Umständen verbunden sind, so gestärkt, daß diejenigen, die all die Darminfektionen überwunden haben, hinterher nicht mehr so leicht an Morbus Crohn erkranken können. Aber diese letzte Hypothese ist ebenso wie die zuvor genannten unbewiesen. Gesichert ist nur die erbliche Bereitschaft. Da diese Bereitschaft zu erkranken jedoch nicht den Mendelschen Gesetzen folgt, handelt es sich nicht um eine Erbkrankheit. Patienten mit Morbus Crohn, die Kinder haben möchten, sollten daher diesen Gesichtspunkt nicht zu stark bewerten. Die Wahrscheinlichkeit, daß ein Kind auch eine chronisch entzündliche Darmerkrankung bekommen wird, dürfte im Bereich von 10 Prozent liegen. Hinzu kommt, daß nicht jede Erkrankung schwer verläuft. Die Mehrzahl der Krankheitsverläufe ist als milde zu betrachten.

Rauchen

Bei entsprechender genetischer Disposition kann das Rauchen die Entstehung eines Morbus Crohn begünstigen, während Nichtrauchen die Entwicklung einer Colitis ulcerosa begünstigen würde. Diese Aussagen sind statistisch gesichert. Das bedeutet natürlich nicht, daß im Einzelfall nicht auch jemand, der nicht raucht, an Morbus Crohn erkranken kann, oder jemand der raucht an Colitis ulcerosa erkranken kann. Insbesondere die Krankheitsfälle bei Kindern scheiden diesen begünstigenden Faktor ja aus. Die Beweise für die prägende Kraft des Rauchens oder Nichtrauchens sind zwar wissenschaftlich gesichert, ihre Ausprägung ist jedoch nicht so sehr hoch.

13. Kontrolluntersuchungen

– *Wie häufig ein Arztbesuch erforderlich ist und was überprüft wird?*

Von der Diagnose brauchen wir hier nicht sprechen, denn die Untersuchungen sind vorbei. Einmal erkrankt, sind gewisse Kontrollen ratsam. Kontrollen sind angebracht,

a) weil Morbus Crohn in einem wissenschaftlich definiertem Sinne nicht ausheilt, auch wenn alle Krankheitszeichen verschwunden sind;
b) weil eine langfristige Behandlung erfolgt; und
c) weil im Laufe der Jahre der erkrankte Darm gewisse Veränderungen erfährt.

Bei aktiver Krankheit

Anfangs, kurz nach Erkrankungsbeginn, bald nach Diagnose und Behandlungsbeginn sind Kontroll-Untersuchungen in kurzen Abständen notwendig. Wie häufig bestimmte Blutproben, Urin und Stuhlgang untersucht werden müssen, wird von der Krankheitsaktivität und der Intensität der Behandlung abhängig sein. Ihr Arzt wird Ihnen sagen, wann Sie zu einer Kontrolluntersuchungen kommen müssen. Falls keine stationäre Behandlung notwendig ist, sind die Arztbesuche nach einer Woche, zwei Wochen, vier Wochen, drei Monaten und dann jeweils in dreimonatigem Intervall, vom Behandlungsbeginn an gerechnet, erforderlich. Bei einem normalen Heilungsverlauf werden folgende Untersuchungen notwendig sein:

Wie oft zum Arzt?

A) Untersuchungen des Blutes

Parameter	*Normalwerte*	*Voller Name*	*Bedeutung*
BSG	3/8 mm	Blutsenkung	bei Erhöhung Hinweis auf Entzündung
Hb	16 g/dl	Hämoglobin	erniedrigt bei Blutarmut
Ery	5,0 Mill/µl	rote Blutkörperchen	erniedrigt bei Blutarmut
HbE	29 pg	Färbeindex	erniedrigt bei Blutarmut
Leuko	4000 – 10 000/µl	weiße Blutkörperchen	erhöht bei Entzündung
Thrombo	140 000 – 440 000/µl	Blutplättchen	erhöht bei Entzündung, erniedrigt bei immunsuppressiver Therapie

GOT	< 18 U/l	Leberenzym	erhöht bei Leberbeteiligung o. Nebenwirkung von Medikamenten
AP	< 170 U/l	alkalische Phosphatase	erhöht bei Leberbeteiligung oder Erkrankung der Gallenwege
LDH	< 240 U/l	Laktatdehydrogenase	erhöht bei Hämolyse, Hinweis auf Medikamentennebenwirkungen
Kreatinin	< 1,4 mg/dl	–	erhöht bei eingeschränkter Nierenfunktion
FE	60–160 µg/dl	Eisen	vermindert bei Blutungsanämie u. Entzündung
Albumin	4,5 g/dl	–	vermindert durch Entzündung und Verluste
CRP	< 0,8 mg/dl	C-reaktives Protein	erhöht bei Entzündung
Transferrin	240–360 µg/dl	–	erhöht bei Eisenmangel
Haptoglobin	27–139 µg/dl	–	bei Hämolyse (Zerfall roter Blutkörperchen) vermindert, bei Entzündung erhöht
Lipase	< 190 U/l	–	Entzündung der Bauchspeicheldrüse, erhöht bei Entzündung der Bauchspeicheldrüse als Folge der Krankheit o. durch Nebenwirkungen bedingt

B) Untersuchung des Urins

Urinstatus mit Teststäbchen sollte bei jedem Arztbesuch überprüft werden.
Im Bedarfsfall:
Sediment als Screening auf Nebenwirkungen

C) Untersuchung des Stuhls

Okkultes Blut	das nicht sichtbare Blut im Stuhl	sollte 2–4 Wochen nach dem Aufhören der blutigen Stühle überprüft werden

D) Endoskopie

Endoskopie

Eine erneute endoskopische Untersuchung muß von dem individuellen Krankheitsverlauf abhängig gemacht werden. Exakte Regeln lassen sich dafür nicht aufstellen. Wie häufig eine Endoskopie notwendig ist, hängt auch von der Lokalisation der Krankheit ab. Beispielsweise ist bei Nichtbefall des Kolons und ausschließlicher Lokalisation im terminalen Ileum und einem milden Krankheitsverlauf erst dann wieder eine Endoskopie notwendig, wenn eine Operation erwogen wird (um auszuschließen, daß eine Beteiligung des Kolons vorliegt). Andererseits kann bei einem Befall der Speiseröhre, des Magens oder des Zwölffingerdarms oder auch einer Erkrankung des Kolons eine endoskopische Kontrolle schon recht bald erforderlich sein, um den Therapieerfolg besser beurteilen zu können.

Im Verlauf der Krankheit

Morbus Crohn ist eine Krankheit, die kontinuierlich Veränderungen am Darm bewirkt, was von dem Betroffenen jedoch nicht immer so empfunden wird. Bauchschmerzen, Durchfall und allgemeines Unwohlsein können zwar Hinweise auf das Voranschreiten der Krankheit sein, müssen dies jedoch nicht unbedingt sein, denn symptomatische Verschlechterung kann auch durch narbige Abheilung der Krankheit (mit nachfolgender Darmverengung) bedingt sein. Die Erfahrung lehrt, daß die Krankheit auch in den symptomfreien Zeiten voranschreitet. Dies bedeutet, daß der durch Morbus Crohn Betroffene regelmäßige Kontrolluntersuchungen wahrnehmen sollte, damit gewährleistet ist, daß sich anbahnende Veränderungen frühzeitig erkannt werden können. Wenn einmal eine relativ stabile Phase der Krankheit erreicht ist, dürften allerdings Kontrolluntersuchungen in vierteljährlichen Abständen ausreichen. Bei diesen Kontrolluntersuchungen werden neben Anamnese (Erhebung der Krankheitsgeschichte) und körperlichem Untersuchungsbefund folgende Untersuchungen notwendig sein:

Laborkontrollen

Untersuchung des Blutes und des Urins zur Bestimmung folgender Werte:

BSG,
Blutbild (Hb, Ery HbE, Leuko, Thrombo),
GOT,
AP,
LDH,
Lipase,
Kreatinin,
Eisen,
Albumin,
CRP,
Urinstatus.

Abhängig vom Krankheitsverlauf, abhängig von Lokalisation und Aktivität der Krankheit müssen neben den Blut- und Urinuntersuchungen auch die Ultraschalluntersuchungen (Sonographie), die Röntgenuntersuchung und die Endoskopie mit einbezogen werden. Klare Regeln, wann dies zu folgen hat, können nicht für alle allgemeingültig aufgestellt werden. Die Entscheidung darüber muß dem behandelnden Arzt vorbehalten bleiben.

Als nicht invasive, d. h. nicht gefährliche, nicht belastende und nicht unangenehme Methode kann die Sonographie am häufigsten eingesetzt werden. Durch sie können Veränderungen der Darmwanddicke, auftretende Abszesse, Veränderungen im Bereich der Bauchspeicheldrüse, der Galle und der Nieren beobachtet werden. Eine sonographische Kontrolle erscheint in etwa jährlichen Abständen ratsam zu sein. Endoskopisch und röntgenologische Kontrollen müssen durch den individuellen Krankheitsverlauf bestimmt werden.

Bei erneut aktiver Krankheit

Wenn sich nach längerer symptomfreier oder symptomarmer Zeit erneut ein aktiver Verlauf der Krankheit ankündigt und die Ausbreitung der Krankheit schon längere Zeit nicht überprüft worden ist und vor allem dann, wenn keine lückenlose Dokumentation über regelmäßige Kontrolluntersuchungen vorliegen, dann sollte erneut eine gründliche Durchuntersuchung zur Festlegung über die Ausdehnung der Krankheit erfolgen, wobei dokumentiert werden muß, welche Stellen des Gastrointestinaltraktes frei von Krankheit sind und wie die Veränderungen in den betroffenen Gebieten aussehen. Danach ist dann die Behandlungsstrategie erneut zu überdenken.

14. Morbus Crohn im Laufe des Lebens

– *In den unterschiedlichen Lebensphasen sind jeweils besondere Gesichtspunkte wichtig*

In der Kindheit

Kinder werden seltener von Morbus Crohn betroffen als Jugendliche und Erwachsene, aber es kommt vor, daß auch Kinder an Morbus Crohn erkanken. Wenn das so ist, so unterscheiden sich Diagnostik und Behandlung nicht prinzipiell von den Richtlinien, die auch für Erwachsene gelten. Ein Unterschied, der jedoch bei allen Behandlungsstrategien zu bedenken ist, ergibt sich aus der Notwendigkeit des kindlichen Organismus, zu wachsen. Oberstes Gebot für die Behandlung bedeutet daher, Wachstum sowie körperliche Entwicklung und geistige Reife in möglichst normalen Bahnen zu halten – oder alle Anstrengungen darauf zu richten, Verlorenes wieder aufzuholen.

Verzögertes Wachstum, Untergewicht

Wachstumsstillstand oder verzögertes, zu langsames Wachstum und Untergewicht haben ihren Grund in dem Verlust von Körpersubstanz durch den entzündeten Darm. Über die entzündete Schleimhaut verliert der Körper Eiweiß, sämtliche Blutbestandteile, Elektrolyte, Mineralstoffe; mit anderen Worten, dem Körper werden Nahrungskalorien, Nährbausteine und wichtige Hilfsstoffe entzogen. Diese Verluste können nicht alleine durch vermehrte Nahrungszufuhr ausgeglichen werden; sie müssen tatkräftig gestoppt werden – und das bedeutet konsequente Behandlung. Je schneller die Krankheit durch wirksame Gegenmaßnahmen unterbunden werden kann, um so eher werden Wachstum, Gewichtszunahme, körperliche und geistige Entwicklung normalisiert und verlorenes Terrain wieder aufgeholt. In keinem Fall darf daher auf eine schnell wirkende und auch stetige Behandlung verzichtet werden.

Ernährungstherapie

In zweiter Linie ist darauf zu achten, mit einer geeigneten Ernährungstherapie eine der Krankheitssituation angepaßte, erhöhte Nährstoffzufuhr zu gewährleisten. Wichtigstes Prinzip für eine solche Ernährungstherapie ist, daß die Nahrung genügend Kalorien enthält. Die Kost muß gut schmecken und sollte hinsichtlich der Nährstoffe ausgewogen sein. Alle Gewichtspunkte über eine mögliche Nahrungsmittelursache des Morbus Crohn müssen in einer solchen Situation hintangestellt werden. Wichtig ist nur, daß das Kind gedeiht, also wächst, kräftig wird und sich entwickelt. Einseitige Diättheorien sind fehl am Platz. Wenn eine Unterentwicklung oder ein Minderwuchs vorliegt, muß eventuell auch mit Elementardiät oder Sonde ernährt werden.

Medikamente sind häufig unumgänglich. Kortisonpräparate können die aktive Krankheit am besten unterdrücken. Medikamente haben jedoch nicht nur die gewünschten günstigen Wirkungen. Unerwünschte Wirkungen sind untrennbarer, ureigener Bestandteil der Wirkung an sich. Kinder leiden möglicherweise noch mehr unter solchen Nebenwirkungen. Spieltrieb, viel Bewegung, körperliche Aktivität, Herumtollen, Sport, kurzum der natürliche Bewegungsdrang der Kinder und Jugendlichen sollte auf keinen Fall gebremst werden. Im Gegenteil, sobald die akutesten Krankheitssymptome überwunden sind, sollten die Kinder zu körperlicher Betätigung ermuntert werden. Auch Krankengymnastik kann hilfreich sein. Sport und aktive Bewegungsspiele sind Bestandteil für vorbeugende Maßnahmen gegen Schäden durch eine Kortisonbehandlung am Muskel- und Skelettsystem.

Spiel und Sport

Schule

Auch der Schulbesuch sollte nach einer akuten Krankheitssituaiton so früh wie möglich wieder aufgenommen werden. Nichts fördert die Gesundung schneller als der tägliche Umgang mit Altersgenossen. Das gilt auch, wenn eine Behinderung durch die Erkrankung eingetreten sein sollte.

Im fortgeschrittenen Erwachsenenalter

Kalzium

Jenseits des 50. Lebensjahres beschleunigen sich die Abbauvorgänge des Körpers. In erster Linie ist davon das Skelettsystem betroffen. Sowohl beim Mann als auch bei der Frau läßt die Produktion der Sexualhormone nach. Insbesondere bei der Frau bedeutet die abnehmende Produktion von Oestrogen ein Risiko und bereitet den Boden für die Entkalkung der Knochen. Raucherinnen und auch besonders hellhäutige Frauen gelten als gefährdet. Bewegungsmangel steigert die Gefahr der Osteoporose, wie die Entkalkung der Knochen genannt wird. Der Mineralisationsgrad der Knochen ist auch von der Ernährung abhängig. Wichtigstes Mineral ist das Kalzium. Zur Verhinderung einer Osteoporose müssen täglich 800 mg Kalzium in der Nahrung enthalten sein. Die wichtigste Quelle in der Nahrung für Kalzium sind Milch und Milchprodukte. Eine einseitige Ernährung, insbesondere eine Kost ohne Milch erscheint daher fehl am Platz. Zu bedenken sind ferner die Folgen einer Behandlung mit kortisonhaltigen Medikamenten. Diese erhöhen die Gefährdung, die durch eine Entmineralisierung der Knochen gegeben ist. Der Kalziumabbau aus den Knochen verringert deren Härte und Widerstandskraft. Die Wirbelkörper sacken unter der Last des Körpergewichtes zusammen. Bei ungeschickten Bewegungen oder Bagatellstürzen kommt es zu Knochenbrüchen.

Aktive Bewegung

Mehr noch als in der Jugend oder in den jungen Jahren des Erwachsenenalters gilt es daher für den älteren Erwachsenen, aktiv in Bewegung zu bleiben. Insbesondere wenn längere Phasen der Inaktivität durch Bettlägerigkeit erzwungen waren, sollte ein gezieltes körperliches Aufbauprogramm betrieben werden. Wenn eine Kortisonbehandlung unausweichlich ist, vor allem dann, wenn sie sich über viele Wochen oder Monate erstreckt, muß der Betroffene aktiv täglich Muskeln und Knochen trainieren. Eine ausreichend hohe Kalziumaufnahme sollte durch eine entsprechende Kost gewährleistet werden. Vitamin D darf in der Nahrung nicht fehlen. Da das Vitamin D durch die Sonnenstrahlen unter der Haut in seine aktive Form überführt wird, sollte gelegentlich ein Sonnenbad genommen werden. Im Winter und in Gegenden, in denen die Sonne nur wenig scheint, kann ein Solarium die fehlende natürliche Sonnenstrahlung ersetzen. Sonnenbaden und UV-Bestrahlung im Solarium sollten jedoch nicht übertrieben werden.

Kinderwunsch

Als Betroffener einer chronischen Krankheit fragt man sich, ob es sinnvoll ist – und ob es möglich ist – Kinder in die Welt zu setzen. Dazu sind einige Bemerkungen angebracht.

Schwangerschaft

Frühschwangerschaft

Eine Frau mit Morbus Crohn kann ebenso schwanger werden wie jede andere gesunde Frau. In der Frühphase der Schwangerschaft besteht jedoch ein erhöhtes Risiko, daß die Krankheit erneut aktiver wird. Daher sind zwei Gesichtspunkte wichtig: erstens, sorgfältige ärztliche Überwachung in der Schwangerschaft und zweitens, wenn immer möglich, sollte die Schwangerschaft erst dann angestrebt werden, wenn eine Remission der Krankheit besteht, denn je weniger Medikamente in der Schwangerschaft gegeben werden müssen, um so besser ist es für das Kind. Bei aktivem Morbus Crohn sind die Medikamente notwendig als zur Aufrechterhaltung der Remission. Die aktive Krankheit schwächt den Organismus der werdenden Mutter – und wird diese noch intensiviert durch die Frühschwangerschaft, so werden dadurch die Wachstumsbedingungen für das Ungeborene immer schlechter. Daher sollte zunächst eine Remission abgewartet werden. Je länger die Remission Bestand hat, um so weniger wahrscheinlich wird eine erneute aktive Krankheitsphase, um so stabiler kann der Zustand angesehen werden. Grundsätzlich ist die Gabe von Medikamenten während der Schwangerschaft nicht gewünscht. Auch wenn praktisch durch die Medikamente, die zur Behandlung des Morbus Crohn eingesetzt werden, keine ungünstigen Auswirkungen auf Schwangerschaft und Kind zu erwarten sind, sollte wegen des möglichen theoretischen Risikos die Gabe von Medikamenten so zurückhaltend wie irgendmöglich betrachtet werden. Aber, wenn die Krankheit während der Schwangerschaft aktiver wird, bleibt häufig nichts anderes übrig, als doch zu behandeln. Zur Beruhigung der Betroffenen kann gesagt werden, daß Salazosulfapyridin (Azulfidine oder Colo-Pleon) und Prednison oder Prednisolon-Präparate das Risiko von Mißbildungen und Früh- oder Fehlgeburten nicht erhöhen. Die Dosierung der Medikamente sollte jedoch vernünftig sein. Die Verlaufsbeobachtung muß kontrolliert und kurzfristig sein. In der Schwangerschaft sollte die Betreuung in jedem Fall in Abstimmung mit oder durch einen beratenden Gastroenterologen erfolgen.

Geburt, Stillen

Die Spätphase der Schwangerschaft und die Geburt bereiten keine besonderen Probleme. Mit der Entbindung beginnt für die Mutter eine hormonelle Umstellung, die erneut das Risiko eines akuten Schubes in sich birgt. Daher sollte auch in dieser Phase des Mutterglücks die Vorsorge nicht vernachlässigt werden; auch jetzt ist die Weiterbetreuung durch den Gastroenterologen besonders wichtig, der dann auch die Kontrollen und die weitere Verschreibung der Medikamente übernimmt.

Unerfüllter Kinderwunsch

Bei manchen Paaren besteht schon lange der Wunsch nach einem Kind, aber die Wünsche blieben unerfüllt. Krankheitsbedingte Gründe können bei der Frau und auch beim Mann zu suchen sein.

Ursachen bei der Frau

Eine eingeschränkte Fruchtbarkeit der Frau kann dann gegeben sein, wenn der Körper durch die Krankheit zu sehr geschwächt wird, Unterernährung und Untergewicht vorliegen, und somit auch die Menstruation unregelmäßig ist. Abhilfe schafft eine gute Behandlung, die die Entzündung unterdrückt, die Verluste an Körpersubstanz eingrenzt, eine Remission herbeiführt und das Körpergewicht auf das Normniveau bringt. Der Organismus benötigt jedoch häufig noch 6 bis 9 Monate, um die volle Fruchtbarkeit zurückzuerlangen.

Ursachen beim Mann

Bei den Männern kann eine eingeschränkte Zeugungsfähigkeit, wie bei der Frau in einer allgemeinen körperlichen Hinfälligkeit – Verluste durch die Krankheit – begründet sein. Die Situation wird sich mit einer guten Behandlung normalisieren. Ein besonderer Gesichtspunkt ist jedoch noch wichtig. Auch bei besten Körperkräften und in der stabilsten Remission besteht bei einigen Männern unter der Einnahme von Salazosulfapyridin Zeugungsunfähigkeit. Die Ursache liegt in der Einnahme des Salazosulfapyridins, welches dazu führt, daß der Samen unfruchtbar ist. Das Medikament verändert die Spermien (den Samen) dergestalt, daß die Befruchtungsfähigkeit für die Dauer der Einnahme eingeschränkt ist. Durch eine Untersuchung des Samenergusses kann dies überprüft werden. Bei Kinderwunsch sollte daher das Medikament vorübergehend abgesetzt oder ersetzt werden. Besprechen Sie die Situation vertrauensvoll mit Ihrem Arzt, er wird Ihnen

Salazosulfapyridin

raten, was zu tun ist. In der Regel sollte dann ein 5-Aminosalizylsäure-Präparat verordnet werden. Nach 3 Monaten ist die volle Zeugungsfähigkeit wieder hergestellt.

Beruf

Jeder Beruf ist geeignet

Es gibt nahezu keinen Beruf, der mit Morbus Crohn nicht ausgeübt werden kann, obwohl prinzipiell vielleicht von Berufen wie Berufsboxer oder Catcher abgeraten werden sollte.

Als Maxime gilt: die Krankheit muß so gut behandelt werden, daß jeder Beruf möglich ist. Auch handwerkliche Berufe oder Berufe, die mit körperlicher Anstrengung verbunden sind, sind mit Morbus Crohn möglich.

Streß

Streß ist ein untrennbarer Bestandteil unseres täglichen Lebens und insbesondere des Berufslebens. Vermeiden von Berufsstreß sollte kein Gesichtspunkt der Betroffenen sein. Man kann gar nicht alles vermeiden! Besser ist es dann schon Techniken zu lernen, die es einem erlauben, mit Streß besser fertig zu werden. Autogenes Training und Entspannungsübungen sind Hilfen, die auch im Tagesablauf gemacht werden können.

Bei starker Krankheitsaktivität besteht üblicherweise Arbeitsunfähigkeit. In einer solchen aktuen Situation der Krankheit ist Ruhe hilfreich, und körperliche Arbeit sowie der Streß des Berufes sollten vermieden werden.

Sonst jedoch gibt es keine Einschränkungen für die Berufswahl oder Ausübung von Berufen. Eine aktive Einstellung kann über mancherlei Probleme hinweghelfen. Eine lebensverneinende und ängstlich besorgte Einstellung ist nicht angebracht. Ihr Arzt ist gefordert, mit Ihrem Zutun die notwendigen Voraussetzungen zu schaffen. Schränken Sie daher Ihre Berufswünsche nicht ein und streben Sie ein erfülltes Berufsleben an; es ist möglich – auch wenn manchmal kleine Abstriche zu machen sind!

Sport

Körperliche Bewegung und Sport sind Elemente der Fitness, die besonders auch bei den chronisch entzündlichen Darmerkrankungen von großer Wichtigkeit sind. Akute Krankheitsphasen und die Behandlungsstrategien im akuten Schub schwächen die Muskulatur und damit auch Bänder. Sehnen, Gelenke und Knochen. Dem sollte man entgegenwirken.

Bei aktiver Krankheit mit Durchfall, Bauchschmerzen und allgemeinem Krankheitsgefühl sollte sich die körperliche Betätigung auf ein Durchbewegen und isometrische Muskelanspannung beschränken.

Sobald die akute Phase beherrscht ist, kann jedoch ein körperliches Training aufgenommen werden. Anfangs sind Sportarten, die den Bauch ein wenig schonen, eher geeignet. Später, wenn eine stabile Phase erreicht ist, ist jeder Sport, jede Form der körperlichen Bewegung gut. Besonders das Gehen, aber auch Jogging sind hilfreich, wenn Blähungen ein Problem darstellen.

Regelmäßige Übungen, anfangs langsam

Körperliche Fitness durch Sport erreicht man durch regelmäßige Übungen. Anzustreben sind regelmäßige Trainingsstunden zwei- oder dreimal pro Woche. Nach überstandener Krankheit muß die Aufnahme der körperlichen Ertüchtigung jedoch langsam und mit Verstand erfolgen. Zu schnell, zu heftig, zu schwer oder zu lang ist eher schädlich. Die Steigerungen in jeder Richtung sollten behutsam vorgenommen werden. Suchen Sie sich einen Sport aus, der Spaß macht, und bedenken Sie, ein Sport, den Sie mit anderen ausüben, ein Spiel, ein Wettkampf im Verein bringt noch weit größere Befriedigung als das Treten eines Trimmrades daheim im Keller oder das Joggen alleine auf der Straße.

15. Das Stoma

– Der künstliche Darmausgang: Über die Pflege und das Leben als Stomaträger

Wenn das Kolon zu sehr erkrankt ist, so muß die chirurgische Entfernung des betroffenen Organs erwogen werden. Dem Dünndarm fehlt dadurch die Fortsetzung und in der Regel wird dann der Dünndarm im Bereich des Bauches nach außen geleitet. Diese künstliche Öffnung wird als Stoma (stammt aus dem Lateinischen und bedeutet Mund oder Öffnung) bezeichnet. Wird der Dünndarm ausgeleitet, so ist es ein Ileostoma (Abb. 16). Bei anderen Krankheiten können auch Öffnungen im Dickdarm (Kolostomie) oder im Bereich der Harnwege (Urostomie) angelegt werden. Meist wird es ein endständiges Stoma sein. Darunter ist die Ausleitung des Dünndarmendes zu verstehen; im Gegensatz zu dem doppelläufigen Ileostoma, das auch als Schlingen- oder Schleifenileostoma bezeichnet wird. Die Anlage eines solchen doppelläufigen Ileostomas ist meist nur eine vorübergehende Lösung, z. B. bei einer Notfalloperation oder um tieferliegenden Darmabschnitten die Gelegenheit zur Ausheilung zu geben. Ein doppelläufiges Ileostoma hat zwei Öffnungen, da hier eine Dünndarmschlinge oberhalb

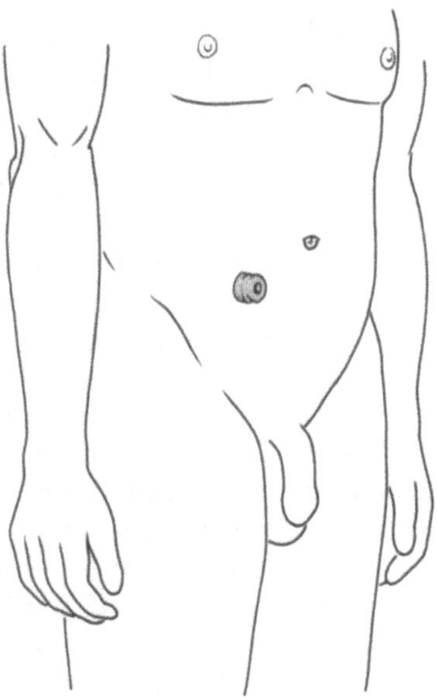

Abb. 16 Ileostoma

des Endabschnittes des Dünndarms nur als Schleife nach außen geleitet wird. Der Dünndarm wird nicht durchtrennt, sondern nur eröffnet, so daß eine Öffnung nach oben, die andere nach unten gerichtet ist.

Anlage eines Ileostomas

Endständiges Ileostoma

Das endständige Ileostoma wird so tief wie möglich im Dünndarmbereich angelegt, um so viel Darm wie möglich zu erhalten. Zur Erinnerung: der gesamte Dünndarm (Duodenum, Jejunum und Ileum) hat eine Länge von annäherungsweise 5 Metern. Die Verdauungsleistung erfüllt der Dünndarm bereits in seinem ersten Abschnitt, dem sogenannten Jejunum. Bei der Anlage eines Ileostomas wird somit die gesamte Funktion des Dünndarms erhalten. Das Ileum wird vom Kolon abgetrennt und durch eine Öffnung der Haut nach außen gezogen. Die chirurgisch geschaffene Öffnung scheidet die Endprodukte des Verdauungsvorganges – in einer breiigen oder flüssigen Form – in einen Beutel aus, der auf der Haut getragen wird. Die Funktion des Kolons besteht darin, die Flüssigkeit des Stuhls zu resorbieren und den Stuhl zurückzuhalten, bevor er über den Enddarm abgesetzt wird. Da durch eine Ileostomie der Stuhl nicht mehr in das Kolon gelangt, hat der Stuhl eine flüssige bis breiige Konsistenz und wird mehrfach – tags und nachts – durch die Ileostomie abgesetzt.

Beschreibung des Ileostomas

Das Ileostoma wird üblicherweise im rechten Unterbauch plaziert. Der Chirurg eröffnet an der dafür vorgesehenen Stelle die Bauchwand und zieht das Ileum nach außen. Dabei wird das Ileum etwas vor die Bauchwand gezogen, die Schleimhaut nach außen umgeschlagen und mit der Bauchhaut vernäht. Grundsätzlich kann ein Ileostoma an jeder Stelle der Bauchwand angelegt werden, da der Dünndarm leicht mobilisierbar ist. Vorzugsweise sollte jedoch bereits vor der Operation die Lokalisation festgelegt werden. Idealerweise sollte das Stoma in einem Bereich liegen, in dem weder Falten noch Narben erkennbar sind. Das Stoma sollte möglichst unterhalb der Gürtellinie plaziert werden. Die vorgesehene Stelle ist vor der Operation, sowohl im Sitzen als auch im Liegen, zu begutachten. Der so ausgewählte Ort wird markiert. Wichtig ist auch, daß der Patient die Stelle sehen und erreichen kann. Eine geeignete Stelle gestattet gute Beweglichkeit, ohne daß der Haftmechanismus für den Beutel in Gefahr gerät. Das Ileostoma überragt um etwa 2–4 cm die Hautoberfläche. Das Vorstehen des Dünndarms gestattet, daß der Stuhl direkt in den Beutel ausgeschieden werden kann. Der Durchmesser des Stomas variiert von Mensch zu Mensch, und beträgt etwa 3–6 cm. Die Schleimhaut des Dünndarms bleibt stets sichtbar, da bei der Anlage des Stomas der Darm von innen nach außen umgeschlagen wurde. Die Bauchwand wächst nicht über die Darmschleimhaut. Sie behält daher ihre rote, glänzende und feuchte Oberfläche. Die Darmschleimhaut ähnelt damit der Mundschleimhaut. Da in ihr keine Nervenendigungen mit Schmerzrezeptoren enthalten sind, fühlt das Stoma keinen Schmerz bei einer Berührung. Was auch bedeutet, daß – ungleich dem natürlichen After – keine Empfindung mit der Ausscheidung des Dünndarminhaltes verbunden ist; d. h. die Entleerung geht unwillkürlich – unbemerkt – vonstatten. Daher muß der Beutel immer getragen werden. In dem Beutel werden die Darmrückstände so lange gesammelt bis sich ein geeigneter Zeitpunkt für die Entleerung ergibt.

Über die Pflege des Ileostomas

Die Entleerungen aus dem Ileostoma sind scharf und ätzend, da sie Magensäfte, Enzyme und Galle enthalten. Aus diesem Grunde muß die das Stoma umgebende Haut gut und regelmäßig geschützt werden (Abb. 17). Ein dafür geeigneter Schutz muß sich an der Art des Stomas und den Hautbedingungen orientieren. Üblicherweise wird eine „Abdeckplatte" benutzt, die quadratisch ist, aus gelatineähnlichem Material besteht und mit einer Seite auf die Haut aufgeklebt wird. In diese Platte wird eine der Stomagröße entsprechende *Abdeckplatte*

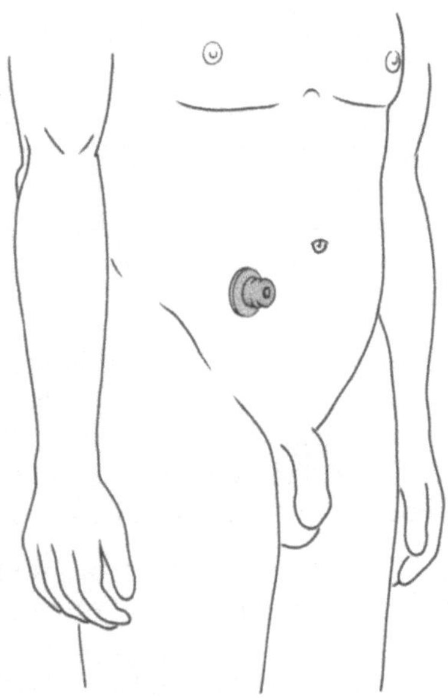

Abb. 17 Ileostoma mit Hautschutz

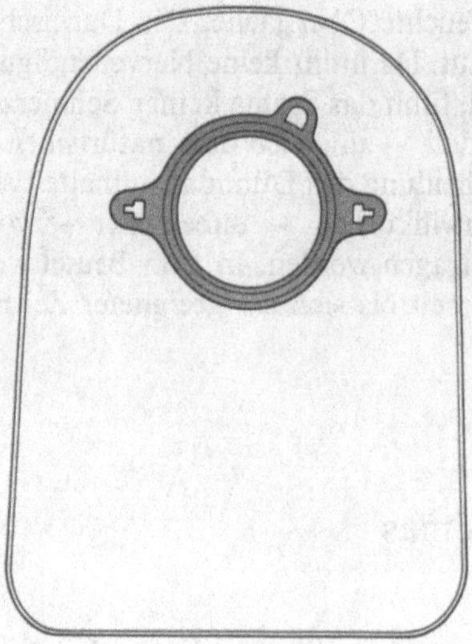

Abb. 18 Standardbeutel für die Ileostomie

Öffnung geschnitten. Die klebende Seite wird um das Stoma, möglichst dicht abschließend, auf die Haut geklebt, und dort solange belassen, bis sich die Platte aufgebraucht hat, also etwa 3 – 5 Tage. Die Haltbarkeit der Abdeckplatte hängt vom Enzymgehalt der Ausscheidungen ab und natürlich von der Zusammensetzung, die von Hersteller zu Hersteller variiert.

Entleerungen

Die durch das Ileostoma entleerte Menge ist direkt vom Essen abhängig, allerdings auch von individuellen Gegebenheiten. Im Durchschnitt beträgt die Menge etwa ein- bis eineinhalb Liter in 24 Stunden. Da der Dünndarm ununterbrochen arbeitet und keine Reservoirfunktion gegeben ist, erfolgen die Entleerungen auch nachts. Der Ileostomiebeutel, in welchem sich die Ausscheidungen sammeln, kann entleert werden, ohne daß er von der Klebevorrichtung entfernt werden muß; wäre dies notwendig, würde die Haut zu sehr leiden.

Beutel

Ileostomiebeutel variieren in Form, Farbe und Aussehen (Abb. 18). Wichtig ist, daß der Beutel etwa 4 – 5 Tage fest angeklebt bleiben kann, eine Entleerungsvorrichtung aufweist und geruchsdicht ist. Der Beutel ist 20 – 25 cm lang, besitzt eine runde Öffnung, die über das Ileostoma gestülpt und mit einem Selbstklebemechanismus auf die Hautabdeckplatte aufgeklebt wird.

Die Öffnung des Beutels, also der Teil, der über das Ileostoma gestülpt wird, ist rund. Diese Öffnung sollte möglichst dicht mit dem ausgestülpten Darm abschließen. Die käuflichen Beutel haben entweder vorgefertigte runde Öffnungen unterschiedlicher Größe, oder eine solche muß erst noch eingeschnitten werden.

Einmalartikel

Ileostomiebeutel sind entweder Einmal-Wegwerfartikel oder wiederverwendbare Beutel. Die Einmalbeutel können 3–5 Tage benützt werden, eben so lange, wie sie an der Abdeck- und Haftplatte fest angeklebt bleiben. Sie werden mehrfach am Tag entleert, indem die, das Ende des Beutels umschließende Klammer geöffnet wird und nach Entleerung des Inhaltes wieder geschlossen wird. Die Beutel bestehen aus einem leichten Plastikmaterial unterschiedlicher Formen, Farben und Qualitäten.

Wiederverwendbare Beutel

Wiederverwendbare Beutel sind etwas fester und werden mit ihrer Stirnplatte direkt der Größe des Ileostomas angepaßt. Diese Stirnplatte ist etwas steifer als bei den Einwegartikeln, die Öffnung wird etwas größer gewählt, damit sich das Ileostoma auch etwas ausdehnen kann. Das Ankleben an die Haut ist etwas umständlicher als bei den Einmalbeuteln. Zunächst kommt ein Ring zum Hautschutz um das Stoma. Eine doppelseitige Klebefolie vermittelt die Verbindung zwischen der Stirnplatte des Beutels und der Haut (Abb. 19). Die wiederverwendbaren Beutel können 4–5 Tage getragen werden, da die Stirnplatte nicht wegschmilzt. Weitere Vorteile liegen darin, daß die Größe genau angepaßt werden kann und dadurch der Sitz häufig besser und zuverlässiger ist, außerdem sind die Beutel billiger. Sinnvoll ist es, zumindest 2 Beutel in Gebrauch zu haben. Bei sorgfältiger Pflege können die Beutel unbegrenzt halten.

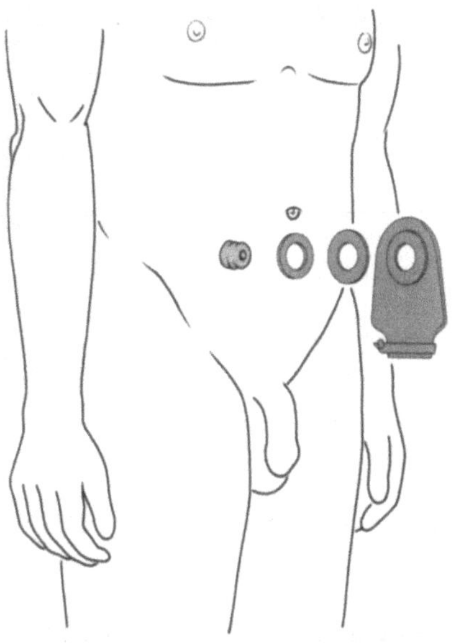

Abb. 19 Ileostoma mit wiederverwendbarem Beutel

Ernährung mit Stoma

Essen und Trinken

Stomaträger sind genauso gesund wie andere Menschen. Die Verdauungsfunktion bleibt voll erhalten. Zur Erinnerung: Das Kolon (Dickdarm) dickt die Nahrungsrückstände ein, entzieht Wasser und dient als Reservoir für die Ausscheidungen. Daher muß keine besondere Diät eingehalten werden. Ein gewisser Ausgleich für den Verlust des Kolons ist jedoch erforderlich. Da die Eindickungsfunktion nicht mehr möglich ist und somit die Entleerungen recht flüssig sind, müssen zum Ausgleich etwa 1 bis 2 Liter Flüssigkeit zusätzlich getrunken werden. Der Körper reguliert jedoch das, was er braucht, durch das Durstgefühl.

Die Ernährung an sich muß nicht umgestellt werden. Kleinere Anpassungen an die neuen Bedingungen sind gelegentlich ratsam. Solche Anpassungen richten sich nach der Qualität und Quantität der Entleerungen. Im Einzelfall empfiehlt sich die Konsultation eines Magen-Darm-Spezialisten.

Besonders unerwünscht ist die Bildung von Darmgasen, da sich dadurch der Beutel aufbläht und es zur Geruchsbelästigung kommen kann. Bestimmte Nahrungsmittel (siehe Tabelle) steigern die Entwicklung der Darmgase, auf sie sollte daher verzichtet werden.

Auswirkung bestimmter Nahrungsmittel auf die Beschaffenheit des Stuhls bei Patienten mit Anus praeter

	weich/flüssig	Winde/Geruch	Hautreizung
Alkohol (Bier)	+		(+)
Eier		+	
frisches Obst	+		
Gemüse	+		
Gewürze	+	+	+
Hülsenfrüchte	+	+	
Kaffee	+		
Käse	+		
Rhabarber	+		
Zwiebeln	+	+	+

Infektionen des Magen-Darm-Traktes

Im Krankheitsfall

Während das Leben mit dem Ileostoma nur wenige zusätzliche Risiken birgt und kaum mit Komplikationen zu rechnen ist, so daß Stomaträger sich ebenso gesund wie jeder andere Mensch fühlen können, bestehen bei Infekten des Magens und Darms gewisse Risiken. Diese beruhen darauf, daß bei einem Infekt, der zu Durchfall führt, sehr rasch große Mengen Flüssigkeit verloren werden können. Dieser Flüssigkeitsverlust, durch welchen dem Körper auch Mineralstoffe (Natrium und Kalium) entzogen werden, müssen so rasch wie möglich ausgeglichen werden. Und das geht nur durch reichliches Trinken. Geeignet sind alle Flüssigkeiten, die die entsprechenden Mineralien enthalten. Bewährt hat sich folgendes Rezept:

Saft von 5 Orangen
1 Eßlöffel Zucker
1 gestrichener Teelöffel Salz
auf 1 l mit abgekochtem Wasser auffüllen,

oder käufliche Pulver, die in Wasser aufgelöst und getrunken werden, wie z. B. Elotrans®.

Wenn jedoch wegen Erbrechen das Trinken schlecht möglich ist, so sollte unverzüglich ein Arzt konsultiert werden.

Körperliche Aktivität

Sport

Durch ein Stoma wird die Teilnahme an den meisten körperlichen Aktivitäten kaum eingeschränkt sein. Bestimmte Sportarten – sogenannte Kontakt-Sportarten – wie beispielsweise Boxen, Ringen, Judo sind weniger empfehlenswert, da ein Schlag, Stoß oder Druck auf das Stoma zu einer Irritation führen kann. Auch könnte hierdurch der Klebebeutel in Gefahr geraten. Die Klebevorrichtung hält prinzipiell jedoch ganz ausgezeichnet, sofern das Ileostoma günstig plaziert werden konnte. Daher können Sportarten wie Leichtathletik, Fußball, Radfahren, Tennis, Volleyball usw. jederzeit empfohlen werden.

Baden, Duschen

Auch Schwimmen, Baden oder Duschen sind stets möglich. Die meisten Beutel sind mit wasserdichtem Kleber aufgeklebt, falls nicht, so können sie mit einem entsprechenden Klebeband wasserdicht versiegelt werden. Zum Baden und Duschen kann der Beutel auch entfernt werden, da es dem Darm nichts ausmacht, wenn etwas Dusch- oder Badewasser in das Stoma hineinläuft. Zum Schwimmen muß der Beutel getragen werden, da ja die Entleerungen unwillkürlich ablaufen. Der zuvor entleerte Beutel kann durch einen Stretch-Slip flach an den Bauch gepreßt werden, daß sowohl eine Badehose als auch ein Badeanzug getragen werden kann.

Kleidung

Unterwäsche, die den Beutel flach gegen den Körper andrückt, eignet sich auch für alle anderen Aktivitäten. Sie ermöglicht auch, daß es kaum Einschränkungen bei der Kleiderwahl gibt. Selbst engsitzende Hosen und Röcke sind nicht schädlich. Es ist nur darauf zu achten, daß der Gürtel nicht direkt auf das Stoma drückt. Wenn der Beutel durch eine enganliegende Kleidung direkt an den Körper gepreßt wird, so füllt er sich bei den Entleerungen gleichmäßig, anstatt wie sonst üblich vom Boden her.

Anpassung an das Stoma

Begreifen

Prinzipiell gesehen ist das Leben mit dem Stoma nicht kompliziert. Es bedarf jedoch Zeit, Geduld und Verständnis, bis sich der Betroffene an die neue Situation gewöhnt. Die Adaption vollzieht sich schrittweise. Die rein mechanischen Dinge sind rasch erlernt. Die gedankliche Umstellung und das Begreifen dauern länger. Mit dem Erlernen des täglichen Versorgens, dem Betasten und Berühren des Darms, und durch die ausgereifte Technik der Stomaversorgung mit den Beuteln, wird ein erstes Zutrauen in die neue Situation gewonnen.

Angehörige

Der nächste Schritt führt zum Partner, den Angehörigen, der Familie, die die neue Situation erfahren, mit denen darüber gesprochen wird, die das Stoma und die Versorgung sehen und kennenlernen. Dadurch wird ein großer Teil der Ängste abgebaut.

Soziale Kontakte

Mit dem Fortschreiten der Rekonvalenszenz, der Rückkehr der Körperkräfte, können die ersten sozialen Kontakte geknüpft werden, beim Einkaufen, in der Schule, bei der Arbeit. Dabei zeigt sich dann, ob der Klebebeutel über dem Stoma hält, ob er auffällt und wie er unter die Kleidung paßt. Sind diese Schritte getan, so stellt sich ein neues Gefühl von Wohlbefinden und Sicherheit ein. Aber, wie mit allen neuen Dingen, vollkommenes Vertrauen benötigt Zeit. Immer ist es wichtig, daß der Betroffene Lage und Situation voll beherrscht. Das Andere stellt sich von alleine ein.

Sex

Rekonvalenszenz

Mit der Anlage eines Ileostomas bei einer chronisch entzündlichen Darmerkrankung und der Entfernung des Dickdarms ist einerseits die schwere Krankheit geheilt, andererseits eine große, sehr anstrengende Operation ausgeführt worden. Es bedarf daher einiger Zeit, bis sich ein Patient von solch einem Eingriff erholt. Da die Krankheit nicht mehr weiter besteht, wird die Erholung rasch vonstatten gehen, sie dauert jedoch meist erheblich länger als nur das Heilen der äußeren Wunden. Mit zunehmender Rekonvalenszenz und Vertrautheit im Umgang mit Stoma und dessen Versorgung stellt sich die Frage, inwieweit Stoma und Beutel beim Geschlechtsverkehr stören können. Da die Wunden am Bauch und im Dammbereich etwa nach 4–6 Wochen verheilt sind – und dies auch etwa die Zeit ist, in der die Körperkräfte nach der Operation sich langsam zu erholen beginnen –, wird dies der Zeitraum sein, in dem sich der Wunsch nach Geschlechtsverkehr einstellt. Geduld, Vorsicht und Sanftheit sind wiederum gefordert, denn einerseits beruht die anfängliche Interesselosigkeit am Sexualverkehr auf der Konzentration aller Kräfte, die Operation zu überstehen und sich an die neue Situation zu gewöhnen, und andererseits bedingen die Operationsnarben anfänglich eine gewisse Unbeweglichkeit und ein beeinträchtigtes natürliches Körpergefühl.

Der Beutel bleibt während des Geschlechtsverkehrs über dem Ileostoma. Ratsam ist jedoch, ihn vorher zu entleeren, um die Gefahr des Ablösens zu verringern. Weitere Vorkehrungen sind nicht erforderlich, obwohl einige Betroffene den Beutel mit Pflaster an den Körper ankleben, damit er sich nicht selbständig bewegt. Wiederum andere benutzen einen Stoffüberzug, je nach persönlichem Empfinden.

Umarmung und enger Körperkontakt

Durch die Gewißheit der Betroffenen, daß die Stomaversorgung dichthält und auch geruchsdicht ist, stellt sich ein Gefühl der Sicherheit ein. Dieses Vertrauen muß sich auch auf den Sexualpartner übertragen, der wissen soll, daß Umarmung und enger Körperkontakt gegen den Bauch weder weh tun noch eine Gefahr bedeuten, daß dadurch der Beutel abgeht. Die Akzeptanz durch den Partner trägt viel zu dem körperlichen und psychischen Selbstverständnis der Betroffenen bei, was alles erleichtert.

Schwangerschaft und Geburt

Frauen mit Ileostoma können ohne Schwierigkeiten Kinder bekommen. Das Stoma beeinträchtigt nicht den natürlichen Geburtsvorgang. Mit dem zunehmenden Leibesumfang bei der Schwangerschaft sind eventuell kleinere Korrekturen bei der Versorgung notwendig, jedoch nichts, was die Schwangerschaft stören würde. Das Ileostoma ist in keiner Weise der sich vergrößernden Gebärmutter im Wege. Eine Schwangerschaft sollte jedoch erst nach vollständiger Abheilung aller Operationsfolgen angestrebt werden.

16. Deutsche Morbus Crohn- und Colitis ulcerosa-Vereinigung (DCCV) und Deutsche ILCO

– Wo man um Rat fragen und Hilfe erwarten kann

Die chronisch entzündlichen Darmerkrankungen (Colitis ulcerosa und Morbus Crohn) sind Krankheiten, die relativ selten vorkommen, zumindest so selten, daß der einzelne Arzt häufig nur in großen Abständen mit den Problemen der chronisch entzündlichen Darmerkrankungen konfrontiert wird. Hinzu kommt, daß die Ursachen bislang noch nicht erforscht sind. So bleibt immer ein wenig Unsicherheit, Unsicherheit von seiten des Arztes, etwas behandeln zu müssen, das er nicht täglich sieht, Unsicherheit des Patienten, nicht richtig betreut zu werden. Aus dieser Situation haben sich örtliche Selbsthilfegruppen konstituiert, die sich überregional zur Deutschen Morbus Crohn- und Colitis ulcerosa-Vereinigung (DCCV) zusammengeschlossen haben.

Die DCCV ist ein Verband, der über die letzten Jahre stetig gewachsen ist und immer größere Bedeutung gewonnen hat. Ihre Ziele sind:

Ziele der DCCV

1. Beratung und Unterstützung von Personen, die an Morbus Crohn/Colitis ulcerosa leiden
2. Verbesserung und Erweiterung der ambulanten und klinischen Versorgung der Betroffenen
3. Verbreitung der Kenntnis in der Öffentlichkeit über diese Krankheiten
4. Förderung der Forschung über Entstehung und Behandlung der Erkrankungen
5. Zusammenarbeit mit der Ärzteschaft, dem Pflegepersonal, der pharmazeutischen Industrie, Behörden und Körperschaften
6. Zusammenarbeit mit gleichen oder ähnlichen Verbänden im In- und Ausland
7. Förderung und Unterstützung der regionalen Gruppen in der gesamten BRD
8. Die Einrichtung eines Beratungszentrums für Betroffene und Interessierte.

Der Verband hat eine Geschäftsstelle, an die sich jeder Betroffene wenden kann. Dort gibt es Informationsmaterial und kundigen Rat, insbesondere, wenn es um Fragen des Vorsorgungsrechtes geht.

Die DCCV organisiert Informationsveranstaltungen. Er gibt eine kleine Zeitschrift „Der Bauchredner“ heraus, die über die neuesten Entwicklungen berichtet.

Die DCCV will jedoch noch mehr. Durch seinen ärztlichen Beirat soll die wissenschaftliche Forschung gefördert und koordiniert werden. Die Deutsche Morbus Crohn- und Colitis ulcerosa-Vereinigung hat gute Kontakte zu anderen internationalen Organisationen, die vergleichbare Ziele haben. Unter diesen ist die National Foundation for Ileitis und Colitis (NFIC) der USA wohl die größte. Sie unterstützt die Forschung mit einem Jahresetat von mehr als 3 Millionen US-Dollar; dies sind Mittel aus Spenden und Mitgliedsbeiträgen. Durch Ihren Beitritt zum DCCV und Ihre Spende – die steuerlich abzugsfähig sind – unterstützen Sie die gute Arbeit der DCCV. Sie tragen dadurch Ihren Teil dazu bei, die Ursachen von Colitis ulcerosa und Morbus Crohn aufklären zu helfen – und Sie werden über neue Erkenntnisse rasch informiert.

Deutsche ILCO

Eine Schwestervereinigung der DCCV ist die Deutsche Ileo- und Colostomie-Vereinigung (ILCO). Die ILCO hilft allen Ileo- oder Kolostomie-Trägern. Diese Vereinigung befaßt sich weniger mit Ursachenforschung. Sie ist vielmehr darauf konzentriert, praktische Hilfe zu geben. Diese beginnt schon vor der Operation. Betroffene, die selbst ein Stoma haben, besuchen den Patienten vor und nach der Operation. Diese „praktische Hilfe" bedeutet einerseits ganz erhebliche psychologische Aufrichtung, andererseits sind die praktischen Tips bei der Stomaversorgung unbezahlbar. Auch in der Folgezeit informiert die Deutsche ILCO über neue Entwicklungen und Verbesserungen, zum Beispiel in den ILCO-Broschüren, die dank der Förderung durch die deutsche Krebshilfe kostenlos weitergegeben werden können:

Ziele der ILCO

„Colostomie/Ileostomie – ein Leitfaden",
„Stomaversorgung – eine Marktübersicht",
„Irrigation – Darmspülung bei Colostomie".

In der vierteljährlich erscheinenden, auch im Abonnement erhältlichen Zeitschrift „ILCO-Praxis" mit Fachbeiträgen, Erfahrungsberichten, Adressen und Terminen, sowie den regelmäßigen Treffen und Veranstaltungen von über 120 ILCO-Gruppen im gesamten Bundesgebiet sowie den Informationsveranstaltungen des Bundesverbandes, wie z. B. die alle zwei Jahre stattfindenden ILCO-Tage, wird die Öffentlichkeitsarbeit fortgesetzt.

Weitere Ziele der ILCO sind:

Erfahrungsaustausch und Beratung

- im Kreis von Gleichbetroffenen bei den Gruppentreffen,
- durch erfahrene Stomaträger in den ILCO-Beratungsstellen, sowie bei Besuchen im Krankenhaus und zu Hause im Rahmen des ILCO-Besucherdienstes,
- in den Stomasprechstunden erfahrener, mit der Deutschen ILCO zusammenarbeitender Ärzte und Krankenschwestern bzw. -pfleger.

Interessenvertretung

- in den alle Stomaträger betreffenden Anliegen, vor allem im medizinischen, versorgungstechnischen und sozialen Bereich.

Die Hilfsangebote der Deutschen ILCO stehen unter dem Motto „miteinander – füreinander" und haben, wo immer möglich, zum Ziel, Selbsthilfe zu aktivieren. Sie dienen dazu, mit den Informationen und in der Beratung Zweifel und Angst zu nehmen und in der Begegnung und im Erfahrungsaustausch mit Gleichbetroffenen Mut zum Leben mit dem Stoma zu vermitteln. Die Gewißheit, nicht mehr allein zu sein und nun Mitmenschen zu kennen, die sich mit den gleichen Problemen auseinanderzusetzen hatten, gibt vielen erst die Zuversicht, auch mit ihren eigenen Stomaschwierigkeiten fertig zu werden. Dies aber sind unabdingbare Voraussetzungen, damit auch die medizinischen, pflegerischen, sozialen und sonstigen fachlichen Hilfen wirksam werden können.

Anschriften der DCCV und der ILCO:

Deutsche Morbus Crohn und Colitis ulcerosa Vereinigung (DCCV) e. V.
Schwabstraße 68
7400 Tübingen
Tel.: (0 70 71) 2 13 51

Geschäftsstelle der Deutschen ILCO
Kepserstraße 50
8050 Freising
Tel.: (0 81 61) 8 49 09/8 49 11

17. Medizinische Begriffe

– Erläuterung der Fremdwörter

Adenom	Polyp der Darmschleimhaut, der auf einer Neubildung der Schleimhaut beruht.
akuter Schub	Phase mit deutlicher Entzündung bei Colitis ulcerosa.
Albumin	größte Eiweißfraktion im Blutserum.
Allergie	Reaktion des Körpers auf einen fremden Stoff (Allergen), der von der Mehrzahl der Menschen gut vertragen wird.
Aminosäure	kleinster Eiweißbaustein.
Anämie	Blutarmut.
Anastomose	chirurgisch geschaffene, neue Verbindung; z. B. zwischen Dünn- und Dickdarm.
Antibiotikum	(Mehrzahl: Antibiotika) Medikament zur Behandlung von bakteriellen Erkrankungen.
Antidiarrhoikum	(Mehrzahl: Antidiarrhoika) Medikament zur symptomatischen Behandlung von Durchfall.
Antikörper	Eiweiß mit der Eigenschaft, Krankheitserreger unschädlich zu machen.
Anus	After.
Anus praeter	künstlicher Darmausgang (Stoma) an der Bauchwand.
5-ASA	5-Aminosalizylsäure; Wirksubstanz im Salazosulfapyridin.
Ascorbinsäure	Vitamin C.
autogenes Training	Übungen, die zur körperlichen Entspannung führen.
Autoimmunerkrankung	Erkrankung, bei der das Immunsystem bestimmte Strukturen des eigenen Körpers als „fremd“ betrachtet und dagegen reagiert mit dem Ziel, sie zu zerstören.
Bakterien	Mikroben; kleine Lebewesen (gelegentlich Krankheitserreger).
Biopsie	Gewebeentnahme.
Briden-Ileus	Darmverschluß infolge einer Verwachsung (meist Folge von Operationen in der Bauchhöhle).
chronisch	langwierig; lange dauernd.
Chymotrypsin	Enzym der Bauchspeicheldrüse zur Verdauung von Eiweiß.

Clostridium difficile	Bakterien, die die Erreger der Antibiotika-Colitis sind.
Colitis ulcerosa	geschwürige Entzündung des Dickdarms; dabei bedeutet „Colitis" (von Colon = Dickdarm) Entzündung des Dickdarms und „ulcerosa", daß sich Geschwüre gebildet haben (von Ulcus = das Geschwür).
Coping	Bewältigen von Auswirkungen der Krankheit auf Beruf, Ausbildung, Familie und Partner.
C-reaktives Protein	Eiweißkörper, der bei Entzündungen ansteigt (abgekürzt: CRP).
Depression	gedrückter Gemütszustand.
Diabetes mellitus	Zuckerkrankheit.
Diagnose	Krankheitserkennung.
Diarrhoe	Durchfall.
Differentialdiagnose	Untersuchung, um ähnliche Erkrankungen auszuschließen.
Dragée	durch den Mund einzunehmendes Medikament mit einer glatten Hüllschicht, die das Einnehmen begünstigt.
Duodenum	Zwölffingerdarm.
Dysplasie	abweichendes Zellwachstum; deutet auf die Bereitschaft zur Entartung (Entstehung einer Krebserkrankung).
Elektrolyte	Mineralstoffe in Körperflüssigkeiten wie Natrium, Kalzium, Kalium, Chlorid usw.
Embolie	Verschluß eines Blutgefäßes durch ein abgeschwemmtes Blutgerinnsel.
Endoskopie	Betrachtung der inneren Organe.
Enteroklysma	Dünndarmkontrasteinlauf. Methode zur Röntgenuntersuchung des Dünndarms, wobei das Röntgenkontrastmittel (Bariumbrei) durch eine Sonde in den Dünndarm eingebracht wird.
Enzym	Eiweiß mit einer spezifischen Funktionsaufgabe zur Beschleunigung einer organischen Reaktion, z. B.: Das Enzym Laktase spaltet Milchzucker (Laktose) in seine Bestandteile, Saccharose und Glucose.
Erythema nodosum	schmerzhafte, knötchenförmige Rötungen der Haut als Folge einer Fernwirkung der Colitis ulcerosa.
Erythrozyten	rote Blutkörperchen.
Fistel	unnatürliche Verbindung zwischen zwei Organen, z. B. vom Darm zur Haut.
Folsäure	wasserlösliches Vitamin.

fulminante Colitis	hochaktive Verlaufsform einer Colitis ulcerosa mit Fieber, zahlreichen blutigen Durchfällen und ausgeprägtem Eiweißverlust.
Gastroenterologe	Arzt mit Spezialausbildung für Magen- und Darmkrankheiten.
Gastroskopie	endoskopisches Verfahren zur Untersuchung von Speiseröhre, Magen und Zwölffingerdarm.
Hämoglobin	roter Blutfarbstoff.
Haemorrhoiden	erweiterte Blutgefäße im Afterbereich.
Histologie	feingewebliche Untersuchung von Gewebsproben, die ein Arzt für Pathologie mittels mikroskopischer Betrachtung an den entsprechend aufgearbeiteten Gewebsproben durchführt.
Ileonale Anastomose	Verbindung zwischen dem unteren Dünndarm (Ileum) und dem After (Anus).
Ileostomie	Öffnung des Dünndarms zur vorderen Bauchwand.
Ileum	untere Hälfte des Dünndarms.
Ileus	Darmverschluß.
Iliosakralfugen	Gelenkspalten zwischen dem Kreuzbein (os sacrum) und den beiden Darmbeinschaufeln (os ilium = das Darmbein). Die Kreuzbein-Darmbein-Fugen können sich als Fernwirkung einer Colitis ulcerosa entzünden.
Immunantwort	Fähigkeit des Körpers zur Unterscheidung von selbst (also körpereigenen Strukturen) und fremd (also beispielsweise Krankheitserregern).
Immunsystem	Abwehrsystem des Körpers gegen Krankheitserreger.
Infusion	Einführen von Flüssigkeit in die Vene.
intramuskulär	in den Muskel; z. B. eine Injektion in den Muskel wie zur Impfung gegen Wundstarrkrampf.
intravenös	in die Blutader (Vene) einzugebendes Medikament oder einzuführende Ernährung.
Iritis	Entzündung der Regenbogenhaut des Auges.
irritables Kolon	Reizdarm.
Jejunum	obere Hälfte des Dünndarms.
Karzinom	Krebserkrankung, bösartige Geschwulst.
Katheter	dünner Schlauch.
Klysma	kleiner Einlauf, entweder zur Reinigung des Mastdarms (wenn ein Abführmittel beigegeben ist) oder zur Behandlung der Entzündung (wenn entsprechende Medikamente zugesetzt sind).
Kofaktor	Hilfsstoff.
Kolektomie	Entfernung des Dickdarms.

Koloskop	Fiberglasinstrument zur Untersuchung des Dickdarms.
Koloskopie	Betrachten des gesamten Dickdarms.
Kolostomie	Öffnung des Dickdarms zur vorderen Bauchwand.
Konjunktivitis	Entzündung der Bindehäute des Auges.
konventionell	herkömmlich.
Kortikoid	Kortisonpräparat; beispielsweise Prednisolon.
Kortison	meist vereinfachende Bezeichnung eines Prednisolons, das zur entzündungshemmenden Behandlung benutzt wird.
Laktase	Enzym, das die Spaltung von Milchzucker herbeiführt.
Laktose	Milchzucker.
Leukozyten	weiße Blutkörperchen.
linksseitige Colitis	darunter versteht man eine Colitis ulcerosa, die maximal bis zur linken Kolon-Flexur (Übergang des querverlaufenden Dickdarms in den absteigenden Dickdarm) reicht.
Lipase	fettverdauendes Enzym.
Menstruation	monatliche Regelblutung der Frauen.
Morbus Crohn	chronische entzündliche Darmerkrankung; leitet sich ab von „Morbus“ = Krankheit und „Crohn“ von Dr. Burrill B. Crohn, einem amerikanischen Arzt, nach dem die Krankheit benannt ist.
okkultes Blut	nicht sichtbares Blut.
oral	durch den Mund (einzunehmendes Medikament).
osmotische Diarrhoe	Durchfall infolge Überlastung des Dünndarms mit konzentrierter Nahrung; wie es durch die Zufuhr einer flüssigen, stark aufgeschlüsselten Nahrung möglich ist.
Osteoporose	Knochenentkalkung.
Parameter	Meßgröße, Meßwert; beispielsweise bei Blutuntersuchungen wird der Gehalt an Blutfarbstoff oder Eisen gemessen. Blutfarbstoff und Eisen sind dann einzelne Parameter.
parenterale Ernährung	künstliche Ernährung über eine Vene; wörtlich übertragen bedeutet „parenteral“ am Darm vorbei. Gemeint ist eine künstliche Ernährung, die in das Blutsystem eingebracht wird. Wenn die Ernährung ausschließlich über die Blutbahn erfolgt, so spricht man von „total parenteraler Ernährung“ (TPN).
Pathologe	Arzt für Pathologie; also derjenige, der Gewebsproben beurteilt.
Peristaltik	Darmbewegung.

Polyp	Schleimhautwucherung des Darms.
pouch	aus dem Englischen, pouch = Tasche; gemeint ist die operative Erweiterung von Darmschlingen.
Prednisolon	chemisch abgewandeltes Kortisol. Kortisol ist ein Hormon der Nebennierenrinde, das entzündungshemmend wirkt. Prednison und Prednisolon sind in ihrer entzündungshemmenden Wirkung wesentlich stärker als Kortisol.
primär sklerosierende Cholangitis	Entzündung der Gallenwege als Komplikation der Colitis ulcerosa.
Proktitis	Entzündung des Mastdarms.
Proktokolektomie	Entfernung von Dickdarm einschließlich des Mastdarms.
Proktoskop	Instrument zur Proktoskopie.
Proktoskopie	Spiegelung des Mastdarms.
Prostata	Vorsteherdrüse.
Protein	Eiweiß.
Pseudopolyp	Vorstülpung der Darmschleimhaut in das Innere des Darms, die durch eine überschießende Neubildung zustande kommt.
psychosomatisch	seelische Probleme, die zu Körperstörungen führen.
Pyoderma gangraenosum	schmerzende, wunde Stellen der Haut, die als Fernwirkung einer Colitis ulcerosa auftreten können.
Rektoskop	Instrument zur Rektoskopie.
Rektoskopie	Spiegelung von Mastdarm und Teilen des Krummdarms.
Rektum	Enddarm oder Mastdarm; also etwa 12–15 cm Dickdarm unmittelbar vor dem After.
Remission	Phase, in der bei Colitis ulcerosa keine Krankheitsaktivität besteht.
Reservoir	Vorratstasche.
Resistenz	„Widerstand“, d. h. tastbarer Tumor im Bauchraum, hervorgerufen durch die Darmwandverdikkung bei Morbus Crohn, häufig mit Fisteln und Abszessen.
Rezidiv	neuer akuter Schub.
Rhagaden	kleine, oft sehr schmerzhafte Spalten (Fissuren, Schrunden) an Haut, Lippen, Lidwinkel, After, Brustwarze oder Fingern.
Rückflußileitis	Entzündung der untersten Dünndarmabschnitte, wie sie bei einer totalen Colitis ulcerosa vorkommen kann.

Salazosulfapyridin	Medikament zur Behandlung des akuten Schubes, insbesondere aber auch zur Remissionsbehandlung bei Colitis ulcerosa.
Schillingtest	Funktionstest für Vitamin B_{12}.
Sigma	Krummdarm.
Skip lesion	Nebeneinander von gesunden und betroffenen Darmabschnitten.
Sonde	dünner Schlauch.
Stoma	Öffnung; gemeint ist eine Darmöffnung in der Bauchwand; wird auch als Anus praeter bezeichnet.
Strikturplastik	operatives Verfahren, mit welchem durch Längseinschnitt und quer Vernähen eine Engstelle im Darm behoben wird.
Suppositorium	Zäpfchen (mit einem spezifischen Wirkstoff, z. B.: 5-ASA).
Symptom	Krankheitszeichen.
Tenesmen	krampfartige Bauchschmerzen, ausgelöst durch einen Krampf im Dickdarmbereich (häufig in Verbindung mit der Stuhlentleerung).
terminales Ileum	unterster Dünndarmabschnitt.
Therapie	Behandlung.
Thrombose	Blutgerinnung in einem Blutgefäß.
Thrombozyten	Blutplättchen (notwendig zur Blutgerinnung).
Thrombus	Blutgerinnsel.
totale Colitis ulcerosa	Befall des gesamten Dickdarms (einschließlich des Mastdarms).
Toxin	ein von Bakterien gebildeter Giftstoff.
toxisches Megakolon	starke, krankhafte Ausweitung des Dickdarms mit Verlust der Eigenbewegung.
Transferrin	Transporteiweiß für Eisen im Blut.
Trypsin	Enzym der Bauchspeicheldrüse zur Verdauung von Eiweiß.
Uveitis	Entzündung der Aderhaut des Auges.
Vagina	Scheide.
Viren	sehr kleine Lebewesen, die gelegentlich Krankheiten hervorrufen können.
Vitamine	komplexe chemische Verbindungen, die vom Körper zur Regulation vielfältiger Prozesse benötigt werden. Vitamine können vom Körper nicht selbst produziert werden, sondern müssen von außen zugeführt werden; mit anderen Worten, sie sind lebenswichtige Bestandteile der Nahrung.

MIX
Papier | Fördert gute Waldnutzung
FSC® C083411

Zeitfracht Medien GmbH
Ferdinand-Jühlke-Straße 7
99095 Erfurt, Deutschland
produktsicherheit@kolibri360.de